常用药对
临床应用

王洪海　杨海燕　主编

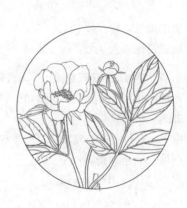

中国健康传媒集团
中国医药科技出版社

U0206964

内 容 提 要

本书记载了临床常用药对 96 对，均来自前贤经验或为施今墨先生独创，按其主要功效的不同分为解表、清热、祛寒药对等 11 章。书中既运用中医理论阐述药对功效、配伍与应用，又通过引证中医经典古籍由药对向方剂延伸，同时结合现代药理学研究成果进行剖析。全书内容丰富，资料翔实，能够为临床药对的应用、复方研究的开展提供一定帮助，具有较高的实用价值，适合中医临床工作者及中医爱好者阅读参考。

图书在版编目（CIP）数据

常用药对临床应用 / 王洪海，杨海燕主编 . —北京：中国医药科技出版社，2024.5
ISBN 978-7-5214-4271-7

Ⅰ . ①常… Ⅱ . ①王… ②杨… Ⅲ . ①临床药学 Ⅳ . ① R97

中国国家版本馆 CIP 数据核字（2023）第 201822 号

美术编辑 陈君杞
版式设计 也 在

出版 **中国健康传媒集团** | 中国医药科技出版社
地址 北京市海淀区文慧园北路甲 22 号
邮编 100082
电话 发行：010-62227427 邮购：010-62236938
网址 www.cmstp.com
规格 710 × 1000mm $\frac{1}{16}$
印张 8 $\frac{3}{4}$
字数 144 千字
版次 2024 年 5 月第 1 版
印次 2024 年 5 月第 1 次印刷
印刷 河北环京美印刷有限公司
经销 全国各地新华书店
书号 ISBN 978-7-5214-4271-7
定价 **39.00 元**

获取新书信息、投稿、为图书纠错，请扫码联系我们。

编委会

前　言

药对，是临床上常用的相对固定的配伍形式，是中药配伍应用的最小单位。形成药对的药物一般是固定的，彼此之间可以是相须、相使、相畏、相杀，或合用产生新药效的配伍关系。在配伍应用时，有相互协助增强药力者，有相互制约消其副作用而展其长者，有因两味合用而另生其他作用者，均可称为"药对"或"对药"。总之，二药相合，有其相互促进、相互制约、相互依赖、相互转化之意义。

药对的形成来源于临床实践。在应用单味药到复方多味药的治疗过程中，配伍理论应运而生，药对内容不断得到充实和发展。早在《神农本草经》中就提出了"药有阴阳配合，子母兄弟""七情和合"等配伍理论。《雷公药对》被认为是我国最早的药物配伍宜忌专著，但现已亡佚。张仲景《伤寒杂病论》创立辨证论治法则，多有关于以药对形式治病的内容，为配伍用药之楷模。而后经历代医家的不断发展，药对内容日趋丰富。近代医家，如梁嵚五、吕景山、陈维华等，也对药对进行了大量研究，并结合临床经验编写形成专著，为临床应用提供了指导和帮助。

药对绝不是两味药物的随意堆砌或排列组合，而是前人治疗经验的总结，是在中医药理论指导下，经实践证明有效的两味药物的配对使用。药对往往又构成了许多复方的主要组成部分。因此，深入研究药对配伍用药经验，不仅对提高药效、扩大药物应用范围、降低毒副作用、适应复杂病情、不断发展七情配伍用药理论有着重要意义，同时对开展复方研究、解析复方主体结构、掌握遣药组方规律也起到关键的推动作用。

《常用药对临床应用》一书旨在帮助读者学习和掌握临床常用药对，进一步加强中药学知识学习，为能更好地在临床中应用中药打下基础。本书收编药对96 对，按照单味功用、配伍机制、临床应用、现代研究、用法用量、使用注意、按语，共 7 个模块进行编写。

（1）单味功用：阐述组成药对的性味、归经、功能、主治。

（2）配伍机制：着重论述药对配伍的功能、作用特点及优势。

（3）临床应用：即药对的主治及临床适用范围。

（4）现代研究：结合现代中药药理学研究，对组成药对的中药进行现代药理作用剖析，以期古药新用和古药今用。

（5）用法用量：即临床常用剂量。临证时应根据患者的具体情况，予以灵活掌握，随症加减。除对特殊用法（如研末冲服、布包煎服、先煎、后下等）加以注明之外，一律为水煎服。

（6）使用注意：从配伍禁忌、妊娠用药禁忌、证候用药禁忌等角度介绍临床使用时应注意的事项。

（7）按语：在引证前人经验的基础上，侧重阐述药对在方剂中的配合应用，以加深对药对的理解，并指导临床应用。

本书在编写过程中，参考了相关书籍和资料，特此说明和致谢！

由于编写时间及编者能力所限，本书仍有未尽之处，望各位同道予以批评指正。

编委会

2024 年 2 月 28 日

目 录

第一章　解表药对 ……………………………………………… 1

麻黄　桂枝 / 2 　　　　　　麻黄　附子 / 3

桂枝　白芍 / 4 　　　　　　荆芥　防风 / 5

金银花　连翘 / 7 　　　　　桑叶　桑枝 / 8

桑叶　菊花 / 9 　　　　　　葛根　升麻 / 10

第二章　清热药对 ……………………………………………… 13

石膏　知母 / 14 　　　　　　知母　黄柏 / 15

青蒿　鳖甲 / 16 　　　　　　滑石　甘草 / 18

天冬　麦冬 / 19 　　　　　　黄芩　黄连 / 20

升麻　桔梗 / 21 　　　　　　桑白皮　地骨皮 / 22

黄连　吴茱萸 / 24 　　　　　百合　知母 / 25

第三章　祛寒药对 ……………………………………………… 27

附子　干姜 / 28 　　　　　　桂枝　附子 / 29

第四章　泻下药对 ……………………………………………… 31

大黄　芒硝 / 32 　　　　　　大黄　附子 / 33

大黄　肉桂 / 34

第五章　和解药对 …………………………………………… 37

柴胡　黄芩 / 38　　　　　　　　柴胡　白芍 / 39

第六章　补益药对 …………………………………………… 41

党参　黄芪 / 42　　　　　　　　黄芪　附子 / 43

黄芪　防风 / 44　　　　　　　　黄芪　山药 / 45

熟地黄　当归 / 46　　　　　　　熟地黄　山茱萸 / 47

山药　白扁豆 / 48　　　　　　　女贞子　墨旱莲 / 48

龟甲胶　鹿角胶 / 49　　　　　　仙茅　淫羊藿 / 50

桑寄生　杜仲 / 52　　　　　　　人参　附子 / 53

杜仲　续断 / 55　　　　　　　　枸杞子　菊花 / 56

第七章　理气药对 …………………………………………… 57

麻黄　杏仁 / 58　　　　　　　　枳实　白术 / 59

青皮　陈皮 / 60　　　　　　　　枳实　枳壳 / 62

瓜蒌　薤白 / 62　　　　　　　　旋覆花　赭石 / 64

香附　乌药 / 65　　　　　　　　延胡索　川楝子 / 67

高良姜　香附 / 68　　　　　　　木香　槟榔 / 69

艾叶　香附 / 70

第八章　理血药对 …………………………………………… 73

桃仁　杏仁 / 74　　　　　　　　赤芍　白芍 / 75

牡丹皮　丹参 / 76　　　　　　　三棱　莪术 / 78

乳香　没药 / 79　　　　　　　　蒲黄　五灵脂 / 81

当归　川芎 / 82　　　　　　　　桃仁　红花 / 83

桂枝　牡丹皮 / 85　　　　　　　丹参　山楂 / 85

第九章　祛湿化痰药对 …………………………………………… 87

半夏　陈皮 / 88　　　　　　杏仁　川贝母 / 89

知母　川贝母 / 90　　　　　杏仁　葶苈子 / 90

苍术　白术 / 91　　　　　　苍术　防风 / 93

白术　茯苓 / 94　　　　　　半夏　竹茹 / 95

第十章　固涩药对 …………………………………………… 97

肉豆蔻　补骨脂 / 98　　　　赤石脂　禹余粮 / 99

金樱子　芡实 / 100　　　　　桑螵蛸　海螵蛸 / 101

茯苓　益智仁 / 102　　　　　诃子　肉豆蔻 / 103

乌药　益智仁 / 104　　　　　山药　芡实 / 104

血余炭　乌梅 / 105

第十一章　其他药对 …………………………………………… 107

干姜　黄连 / 108　　　　　　木香　黄连 / 109

白芍　防风 / 109　　　　　　茯苓　茯神 / 110

酸枣仁　柏子仁 / 111　　　　远志　石菖蒲 / 112

肉桂　黄连 / 113　　　　　　黄连　阿胶 / 114

龙骨　牡蛎 / 115　　　　　　朱砂　琥珀 / 117

全蝎　蜈蚣 / 117　　　　　　天麻　钩藤 / 119

钩藤　牛膝 / 121　　　　　　附子　白芍 / 122

附子　黄连 / 123　　　　　　金钱草　海金沙 / 123

羌活　独活 / 124　　　　　　苍术　黄柏 / 126

升麻　柴胡 / 127

第一章

解表药对

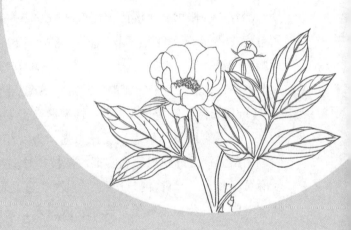

麻黄　桂枝

【单味功用】麻黄，又叫麻黄绒、蜜炙麻黄、净麻黄，为麻黄科植物草麻黄、木贼麻黄或中麻黄的干燥草质茎。味辛、微苦，性温。归肺、膀胱经。本品中空而浮，长于升散，既能发汗而解表散寒，用于治疗外感风寒见恶寒发热、头痛鼻塞、无汗、脉浮紧之表实证；又能散风止痒、散邪透疹，用于治疗麻疹透发不畅及风疹身痒等症；还能宣肺平喘、利尿消肿，用于治疗风寒外束，肺气壅闭所致咳嗽气喘、胸闷不舒，以及水肿兼见表证者。另外，还可温散寒邪，以治风湿痹痛、阴疽痰核诸症。

桂枝，又叫嫩桂枝、桂枝尖，为樟科植物肉桂的干燥嫩枝。味辛、甘，性温。归心、肺、膀胱经。其体轻、色赤，有升无降。既能解肌发表、调和营卫，用于治疗外感风寒，见表虚有汗、恶风、发热等症；又能温阳化气、利水消肿，用于治疗心脾阳虚，水湿内停所致胸胁支满、心悸、气短，以及水肿、小便不利等症；还能横行手臂、温经通脉、祛风除湿、宣通痹阻、祛寒止痛，用于治疗胸痹（冠心病心绞痛），症见胸痛、心悸、气短、脉结代等，风寒湿痹之肩臂肢节疼痛，以及女性经寒瘀滞所致月经不调、闭经、痛经诸症。

【配伍机制】麻黄味辛发散，性温散寒，主入肺与膀胱经，善于宣肺气、开腠理、透毛窍而发汗解表，发汗力强，为发汗解表之要药，宜用于风寒外郁，腠理闭密无汗之外感风寒表实证。桂枝辛甘温煦，善走营分，其开腠发汗之力较麻黄温和。且麻黄宣肺平喘，治肺气上逆之咳喘；桂枝温肺化饮，治寒饮伏肺之咳喘。二药相须配伍，既能发散风寒、通阳和营、止痛，又能温肺化饮、止咳喘。

【临床应用】

（1）风寒束表之恶寒发热、无汗、头身疼痛。

（2）风寒犯肺之咳喘，症见喘憋、胸闷等。

（3）风寒湿痹，四肢疼痛。

临床中上呼吸道感染、急性支气管炎、急性支气管肺炎、支气管哮喘、风湿性关节炎、类风湿关节炎等疾病可参考治疗。

【现代研究】麻黄主要成分为麻黄碱，其次为伪麻黄碱、微量甲基麻黄碱、少量挥发油等。麻黄挥发油有发汗作用，挥发油乳剂有解热作用。麻黄碱能使处于高温环境者汗腺分泌增多、增快；能使心肌收缩力增强、心输出量增加，并收缩血管、升高血压；对中枢神经系统有兴奋作用，引起精神亢奋、失眠等。

桂枝水煎剂及桂皮醛有降温、解热作用。桂枝水煎剂及乙醇浸液对金黄色葡萄球菌、白色葡萄球菌、伤寒沙门菌、流感病毒等均有抑制作用。桂枝挥发油有止咳作用。

【用法用量】麻黄 2~9g，桂枝 3~9g。

【使用注意】凡表虚自汗、外感风热、体虚外感等，均应禁用。心动过速者慎用。

【按语】麻黄与桂枝属于相须配伍，组方时多用于风寒表证。在《伤寒论》中，麻黄汤、小青龙汤、大青龙汤、葛根汤、桂枝麻黄各半汤、桂枝二麻黄一汤、桂枝二越婢一汤、桂枝加葛根汤、麻黄升麻汤，共 9 首方剂用此药对组方。《金匮要略》中亦有麻黄加术汤。

麻黄　附子

【单味功用】麻黄（见麻黄、桂枝药对）。

附子，又叫附片，为毛茛科植物乌头子根的加工品。味辛、甘，性大热。归心、肾、脾经。本品纯阳有毒，走而不守，上能助心阳以通脉，下可补肾阳以益火，是温补命门之火、温里回阳救逆之要药。既能治疗因阳气衰微，阴寒内盛，或大汗、大吐、大泻而引起的四肢厥逆、冷汗自出、脉微欲绝之亡阳证；又能治疗大汗淋漓、手足厥冷、气促喘急之阳气暴脱证。本品还能益命门火而暖脾胃，助阳化气以利水消肿，用于治疗肾阳不足，命门火衰之畏寒肢冷、阳痿、尿频等症，阴寒内盛，脾阳不振之脘腹冷痛、大便溏泻等症，以及脾肾阳虚，水湿内停所引起的小便不利、肢体水肿。本品还可通行十二经脉，祛寒除湿，温经止痛，用于治疗风寒湿痹，寒湿偏盛之周身骨节疼痛。此外，附子生用作用峻烈，长于回阳救逆；熟用毒性减弱，长于助阳散寒。

【配伍机制】麻黄辛温，发汗解表；附子大辛大热，峻补元阳。二者一攻一补，助阳解表，用于素体阳虚复感风寒之证，可以避免阳虚无力鼓邪外出或汗后更加伤阳，使汗中有补，汗出不伤正，补中有散，扶正而不碍邪。麻黄还具有宣肺平喘、利水消肿之功，附子具有温肾壮阳、化气行水之力。合而使用，温阳利水消肿之功颇佳。另外，麻黄辛温，宣通经络散外寒；附子辛热，温通经脉祛里寒。两药相配则能温经通脉、助阳散寒。

【临床应用】

（1）阳虚感冒。

（2）阳虚水泛，寒水射肺，症见气促、喘逆、小便不利、下肢浮肿、脉沉而迟者。

（3）风寒湿痹，肢体关节疼痛。

【用法用量】麻黄 3~9g，附子 3~12g。附子久煎以减其毒性。

【使用注意】阴虚内热者及孕妇忌用。

【按语】麻黄、附子配伍，出自《伤寒论》麻黄附子细辛汤、麻黄附子甘草汤等方，用治少阴兼表证。但二药辛燥，且附子有毒，非阴盛阳衰之证很少应用本药对。若误投火热诸症，则如添薪燎原，大非所宜。

桂枝　白芍

【单味功用】桂枝（见麻黄、桂枝药对）。

白芍，又名白芍药，为毛茛科植物芍药的干燥根。味苦、酸，性微寒。归肝经。本品既能养血敛阴，用治血虚引起的月经不调、痛经、崩漏，以及自汗、盗汗等；又能平抑肝阳，用治肝阴不足，肝阳上亢，症见头胀、头痛、眩晕、耳鸣或烦躁易怒等；还能柔肝止痛，用于治疗肝气郁滞之胸胁疼痛，肝气犯胃之胃脘疼痛，肝脾不和之腹部挛急疼痛，以及血不养筋引起的四肢肌肉挛急疼痛等。

【配伍机制】桂枝辛甘而温，能解肌表、通阳气而入卫祛邪，善治外感风寒表虚证；白芍敛阴止汗，使营阴内守。若仅以桂枝，于营弱不利；若单用白芍，对卫强有碍。二药配伍，相制相成，一温一寒，一散一敛，可调和营卫，以治卫强营弱之证，使散中有收、汗中寓补。白芍得桂枝，使滋而能化；桂枝得白芍，则汗而有源。且桂枝甘温，温助中焦脾胃阳气；白芍敛阴，柔肝止痛以缓挛急。配伍时，若白芍用量倍于桂枝，则引桂枝入里，而具有温脾散寒、和中缓急之功。

【临床应用】

（1）外感风寒表虚证（太阳中风证），症见恶寒发热、头痛、汗出、脉浮缓。常配伍甘草、生姜、大枣同用。

（2）产后或大病后出现自汗、盗汗，属营卫不和者。

（3）中焦虚寒，气机阻滞所致腹痛。

临床中上呼吸道感染、流行性感冒、支气管哮喘、痉挛性腹痛、消化性溃疡、痛经等疾病可参考治疗。

【现代研究】白芍水煎液能提高小鼠腹腔巨噬细胞吞噬率和吞噬指数；可拮抗环磷酰胺对小鼠外周 T 淋巴细胞的抑制作用，使之恢复至正常水平。白芍提取物对蛋清所致大鼠急性炎性水肿有明显抑制作用，可抑制棉球所诱导的肉芽肿增生。白芍能够缓解醋酸引起的小鼠扭体反应，有明显的镇痛效果，并且与甘草的甲醇复合物合用有协同镇痛作用。

【用法用量】白芍 5~15g，桂枝 3~9g。

【使用注意】外感风寒表实者忌用。服药期间禁食生冷、黏腻、酒肉、臭恶等物。白芍反藜芦，不宜与藜芦同用。

【按语】桂枝、白芍配伍，出自张仲景《伤寒论》桂枝汤，用治外感风寒表虚证，症见发热头痛、汗出恶风、鼻鸣干呕、口不渴、舌苔薄白、脉浮缓。

配伍时，二者用量通常相等，因桂枝量大则发汗伤营，芍药量大则留恋邪气，只有用量相等，才能达到解表止汗作用。若临床表现以疼痛或心悸为主，则相应调整其用量比例，如桂枝加芍药汤及小建中汤均用桂枝三两、芍药六两，提示重用芍药与桂枝相配时，重在缓急止痛或止悸。

荆芥　防风

【单味功用】荆芥为唇形科植物荆芥的干燥地上部分。味辛，性微温。归肺、肝经。本品气清香，质轻上浮，长于发表散风，且微温不烈，药性和缓，对于外感表证，无论风寒、风热或寒热不明显者，均可广泛使用；质轻透散，能祛风止痒、宣散疹毒，常用治表邪外束所致麻疹初起，疹出不畅，或风疹瘙痒；又入肝经血分，炒炭后有止血之功，可用于吐血、衄血、便血、崩漏等多种出血证。另外，本品还可用于治疗疮疡初起而有表证者。

防风为伞形科植物防风的干燥根。味辛、甘，性微温。归膀胱、肝、脾经。本品辛而不烈，甘缓不峻，微温不燥，药性和缓，故被誉为"风药中之润剂"，为治风通用之品，凡外感表证，无论风寒、风热均可配伍应用；又善祛风而止痒，可用于治疗风疹、湿疹、皮肤瘙痒等；还能祛风湿而止痛，以治风湿痹痛。防风炒用，也有止血之功，可用于治疗便血、崩漏等。

【配伍机制】荆芥生用祛风解表、透发麻疹，炒用止血；防风浮而升，为祛风圣药，生用祛风胜湿止痛，炒用亦有止血之功。

　　二药相须配伍，既能发散风寒，又能祛经络中之风邪，故为治疗四季外感表证及风疹瘙痒的常用药对，且发汗之力缓和，既有麻黄、桂枝解表之功，又无其伤阴之弊。若炒炭，可减轻清扬疏散之性而止血。

【临床应用】

　　（1）外感表证，无论风寒、风热均可配伍应用。治疗外感风寒表证，症见头痛、身痛、恶风寒者，常与羌活等药同用；治疗外感风热表证，症见发热恶风、咽痛口渴者，常配伍金银花、连翘、薄荷、蝉蜕等药；治疗四时感冒，症见头痛项强、鼻塞流涕、身体疼痛、发热恶风、胸脘痞闷者，常与紫苏叶、陈皮、秦艽、川芎等配伍。

　　（2）风疹瘙痒，多为风邪郁闭肌表所致，常与五味子、甘草等配伍。

　　（3）麻疹透发不畅，常配伍升麻、葛根、桔梗、薄荷、牛蒡子等。

　　（4）疮疡初起有表证，风热壅盛，表里俱实，症见憎寒壮热、涕唾黏稠、大便秘结、小便赤涩、发热恶寒等，可配伍麻黄、薄荷、连翘、川芎、当归、炒白芍、白术、栀子、酒大黄、芒硝、生石膏、黄芩、桔梗等，如防风通圣散。

　　（5）外感风寒泻痢，尤以赤白痢疗效更佳，常炒炭使用，可与柴胡、川芎、葛根、陈皮、甘草、羌活等同用，如柴胡防风汤。

　　（6）便血、月经过多等各种出血证，以炒炭入药。

　　临床中常用于上呼吸道感染、流行性感冒、慢性支气管炎、异常子宫出血、肠炎、痢疾，以及荨麻疹、风疹、湿疹、扁平疣、带状疱疹等皮肤病。此外，本药对也被广泛应用于损美性疾病的治疗，包括酒渣鼻、粉刺、疖、雀斑、斑秃、白癜风等。

【现代研究】 荆芥、防风均含有挥发油类成分，具有解热、镇痛、抗炎、抗菌、抗病毒、提高免疫功能、止血的作用。荆芥、防风混合水煎剂的抗炎作用优于单味药水煎剂；二者以1：1的比例配伍在抗炎、解热、镇痛方面有明显的协同作用。

【用法用量】 荆芥6~10g，防风6~10g。水煎服，荆芥不宜久煎。

【使用注意】 凡血虚发痉及阴虚火旺者忌用。

【按语】 荆芥、防风药对是经典的祛风解表药对，将其作为君药的众多复方在临床中已广泛用于呼吸系统疾病及皮肤病的治疗。《摄生众妙方》中的荆防败毒散即用此药对组方。荆芥与防风属于相须配伍，与麻黄、桂枝药对相比，虽均能解表，但此药对发散之力较弱，且温服后宜盖被避风半小时。

金银花　连翘

【单味功用】金银花，又名忍冬花、银花、二花、双花，为忍冬科植物忍冬的干燥花蕾或带初开的花。味甘，性寒。归肺、胃、心经。本品质体轻扬，气味芬香，既能清气分之热，又能解血分之毒，且在清热之中又有轻微宣散之功，故善治外感风热，或温病初起表证未解而里热又盛之证。同时，金银花的清热解毒之力颇强，能凉血而解毒热，故可用于治疗疮疡肿毒、咽喉肿痛、下痢脓血等症。

连翘为木犀科植物连翘的干燥果实。味苦，性微寒。归心、肺、小肠经。本品轻清上浮，善走上焦，能泻心火、破血结、散气聚、消肿毒、利小便，为疮家之圣药，既能用于治疗外感风热或温病初起，症见发热、烦躁、口渴等，又治疮疡肿毒、瘰疬、丹毒、乳痈等。

【配伍机制】金银花与连翘，气芬芳，质轻扬，有清解表热和上焦诸热之功，凡外感风热或温病初起均可用；又可透营转气，于温病之热在卫、气、营、血四个阶段均可应用。二药配伍，轻清升浮宣散，清热解毒之力倍增。且金银花能清热解毒，为一切热毒所致内痈、外痈之要药；连翘清心火、解疮毒、消痈散结，治阳性疮疡初起红肿热痛尤为适宜。二者合用，可清热解毒、清火消痈，常用于治疗热毒疮疡等。

【临床应用】

（1）外感热证。外感风热或温病初起，症见身热、头痛、咽痛、口渴者，常与荆芥、薄荷、芦根、牛蒡子等同用，如银翘散。热入营血，症见舌绛神昏、心烦少寐者，可配伍水牛角等药，如清营汤。

（2）阳证疮疡，常配伍紫花地丁、黄连、夏枯草等。

（3）风热痒疹。

临床中广泛用于多种急、慢性感染性疾病，如流行性感冒、上呼吸道感染、皮肤软组织感染、乳腺炎、脉管炎等；亦可用顽固性疾病，如类风湿关节炎属热盛者。

【现代研究】金银花具有广谱抗菌作用，对金黄色葡萄球菌、痢疾杆菌等多种致病菌有抑制作用，绿原酸和异绿原酸是其抗菌作用的主要有效成分；对钩端螺旋体、流感病毒及致病霉菌等多种病原微生物亦有抑制作用。金银花还有明显的抗炎、解热、促进白细胞吞噬的作用。

连翘具有广谱抗菌作用，连翘酚及挥发油是其主要有效成分，对金黄色葡萄球菌、肺炎球菌、溶血性链球菌、痢疾杆菌等多种致病菌均有较强的抑制作用；连翘提取物对柯萨奇病毒 B 组及流感病毒也有一定抑制作用。连翘亦有抗炎和解热作用，所含齐墩果酸有保肝、利尿、强心作用。

【用法用量】金银花 10~15g，连翘 10~15g。水煎服。

【使用注意】脾胃虚寒及气虚疮疡脓清者不宜用。

【按语】金银花与连翘为临床常用药对，出自《温病条辨》银翘散，治温病初起发热诸症。在清代，曾有温病与瘟疫流行，此药对起到了显著治疗作用。在已上市的中成药中，有121种中成药的组成中出现了金银花、连翘药对，其中金银花与连翘的常用配伍比例为 1：1、1：2。但据报道，金银花与连翘 1：1 配伍时解热抗炎作用优于 1：2。

桑叶 桑枝

【单味功用】桑叶为桑科植物桑的干燥叶，又叫冬桑叶、霜桑叶。味苦、甘，性寒。归肺、肝经。本品质轻气寒，轻清发散，既能疏散在表之风热，又能清肺热、滋肺燥、止咳嗽，用于治疗外感风热之发热、头痛、咽喉肿痛、咳嗽等症；还能散风热、清肝热，用于治疗肝经风热或实火引起的目赤肿痛、流泪等症；亦可凉血止血、乌须黑发，用于治疗血热吐血、须发早白、脱发诸症。

桑枝为桑科植物桑的干燥嫩枝，故又叫嫩桑枝。味微苦，性平。归肝经。本品长于祛风活络、通利关节、利水消肿，用于治疗周身风热痒疹、肤干欠润，以及经络瘀滞之风湿痹痛，症见关节疼痛、筋脉拘挛、四肢麻木等。

【配伍机制】桑叶与桑枝，虽同出桑树，但药效不尽相同。桑叶质轻气寒，轻清发散，长于疏表邪、散风热、凉血润燥、清肝明目；桑枝长于通络道、行津液、利关节、祛风除痹止痛。桑叶以散为主，桑枝以通为要。二药伍用，疏通兼备，清热疏风解表，祛风通络止痛，相得益彰。

【临床应用】

（1）外感初起，症见身热不甚、头痛、周身不适或疼痛等。

（2）痹证初起，风湿化热而见恶风发热、汗出、四肢关节热痛者。

（3）风热痒疹等症。

【用法用量】桑叶 6~10g，桑枝 15~30g。

【按语】桑叶、桑枝配伍，善治四时感冒诸症。若风寒较甚，则与荆芥、防风伍用；若风热较重，则与金银花、连翘参合。

桑叶 菊花

【单味功用】桑叶（见桑叶、桑枝药对）。

菊花为菊科植物菊的干燥头状花序。味甘、苦，性微寒。归肝、肺经。本品质轻气凉，为疏风清热之要药，用于治疗外感风热或温病初起之头痛、发热等症；又能清肝泻火、平抑肝阳，用于治疗肝阳上扰之头痛、头晕，肝火上攻之目赤肿痛等症；还能清热解毒，用于治疗疮疡肿毒诸症。

【配伍机制】桑叶质轻升散，甘寒清润，苦寒清热，入肺则疏散风热以解表、清肺润燥以止咳，入肝则清泄肝火以明目，且能平抑肝阳、凉血止血。

菊花清香，质轻发散，苦寒清热、降泄，甘缓解毒，有发散风热、清肝明目、平抑肝阳、清热解毒之功。

二药相须为用，共奏疏散风热、润肺止咳、平抑肝阳、清肝明目、清热解毒之功效。

【临床应用】

（1）风热感冒，风温初起，症见咳嗽、身热不甚、口微渴、脉浮数，常与连翘、薄荷、苦杏仁、桔梗等配伍。

（2）风热上攻或肝阳上亢之头痛目赤、头晕目眩等。风热上攻所致头痛目赤，常配伍薄荷、木贼等；肝阳上亢引起的头痛、两目昏花，常配伍枸杞子、石决明、钩藤等。

临床中常用于治疗上呼吸道感染、流行性感冒、支气管炎等。此药对有一定的降压作用，能缓解高血压所致头痛、眩晕、失眠，可作为高血压的辅助治疗手段，常配伍山楂、金银花以水煎代茶饮。

【现代研究】桑叶对大多数革兰阳性菌、革兰阴性菌及部分酵母菌的生长有良好的抑制作用。菊花对单纯疱疹病毒、脊髓灰质炎病毒和麻疹病毒具有不同程度的抑制作用。

【用法用量】桑叶 4.5~5g，菊花 10~15g。水煎服，二药皆为轻清宣透之品，不宜久煎。

【使用注意】气虚胃寒，食少便溏者慎用菊花。

【按语】桑叶与菊花属于相须配伍，《温病条辨》中的桑菊饮即用此药对组方，适用于风温初起所致咳嗽、身热不甚、口微渴、咽痛等。二药配伍，对于风热感冒者尤为适用。然而，以辛凉之品治疗表证，不可过用，过则伤阳、损正气，特别是目前在临床中，往往与抗生素等药联合应用，若使用不慎则易导致过用。在确保患者脉象有力时可用，若脉虽浮滑而重按无力，切勿过用。过用则因寒凉而伤阳，阳伤则正气亏损，更使病情难愈。

葛根　升麻

【单味功用】葛根为豆科植物野葛的干燥根。味甘、辛，性凉。归胃、脾肺经。本品轻扬升发，既能发表散邪、解肌退热，以治感冒，症见发热、恶寒、头痛、无汗、项背强痛者；又能疏通足太阳膀胱经的经气，治高血压所致头痛、头晕、项强、耳鸣、肢体麻木，以及胸闷不舒或胸痛之胸痹诸症；还能疏表透疹，以升发清阳之气引内陷之邪外出，而治麻疹透发不畅等症；亦可升发清阳，鼓舞脾胃阳气上升，而升清止泻、生津止渴，用于治疗脾虚泄泻、湿热泻痢、津伤口渴，以及上消证之口干、口渴等症。

升麻，又叫绿升麻，为毛茛科植物大三叶升麻、兴安升麻或升麻的干燥根茎。味辛、微甘，性微寒。归肺、脾、胃、大肠经。本品体轻升散，能疏散风热、解毒透疹，治外感风热（包括时疫毒邪）所致头痛、咽痛、发热不甚，以及斑疹初期（初发热时）、斑疹透发不畅等；又能升阳散郁、清热解毒、引药上行，而治阳明胃热所引起的头痛、牙龈肿痛、口舌生疮，以及皮肤瘙痒、风热疮痛诸症；还能升举脾胃清阳之气，用于治疗中气下陷所致气短、乏力、久泻、脱肛、子宫脱垂及崩漏不止等症。

【配伍机制】葛根辛散甘润，气质轻扬，入脾胃而以阳明为主，为"通行足阳明经之药"。脾主肌肉，故有解肌发表、透发斑疹之功；且能鼓舞脾胃清阳之气上行以转输津液，清阳得以上升，津液得以上承，筋脉得以濡养，故能生津止渴、升阳止泻，缓解项背筋肉挛急。凡外感表证项背强痛，无论风寒、风热，有汗、无汗，渴与不渴均可用。对麻疹不透、津伤口渴、阴虚消渴、脾虚泄泻等，亦为常用之品。

升麻入手足阳明、太阴经，其性升浮，善"发散阳明风邪，升胃中清气"，为"表散升阳之剂"，又善清解阳明热毒。故凡外感风热之发热、头痛，麻疹透发不畅，阳明热毒所致齿痛、口疮、咽喉肿痛、温毒发斑，以及气虚下陷诸证皆可用。

二药均为甘辛清轻之品，辛能达表，升散透达，配伍应用则解肌透疹之力倍增，最善散阳明肌腠之邪，是透发痘疹的常用药对；又皆入脾、胃经，善鼓舞脾胃清阳之气上升，而奏止泻止痢之功。

【临床应用】

（1）风热感冒所致头痛，兼有颈项肌肉不适、汗出、口渴。

（2）麻疹透发不畅，常配伍薄荷、蝉蜕、牛蒡子、荆芥穗等。

（3）阳明火郁所致头痛、发热、牙龈肿痛、口糜、三叉神经痛等。

（4）气虚下陷之脱肛、胃下垂等。

【现代研究】葛根所含葛根素和葛根总黄酮有扩张脑血管、增加脑血流量、扩张冠状动脉、增加冠状动脉血流量，以及抑制血小板聚集的作用；葛根水煎剂具有降糖、抗痢疾志贺菌、解热、缓解肌肉痉挛的作用。

升麻提取物及其成分阿魏酸可使大鼠体温下降，并有缓解伤寒疫苗所致发热的作用。升麻中的异阿魏酸和阿魏酸均有镇痛及抗炎作用。

【用法用量】葛根 6~10g，升麻 3~6g。水煎服。

【使用注意】风热感冒、麻疹已透、阴虚火旺、肝阳上亢者均当忌用。

【按语】升麻与葛根配伍，出自《小儿药证直诀》升麻葛根汤，为治痘疹透发不畅之专方，功擅透达疹毒，现代临床中也多用此方治疗麻疹初起。此外，升麻与葛根配伍，在小剂量应用时，有较好的升阳举陷作用，可用于治疗中气下陷诸症，疗效显著、作用可靠。

第二章

清热药对

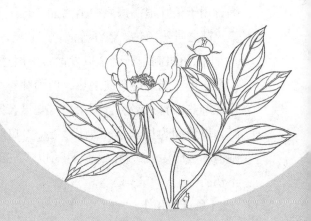

石膏 知母

【单味功用】石膏为一种硫酸盐类矿物石膏族石膏，主含含水硫酸钙。多以生品入药，故又叫生石膏。味辛、甘，性大寒。归肺、胃经。本品质重气浮，入于肺经，既能清泄肺热而平喘，用于治疗肺热气喘诸症；又能清热泻火、清泄气分实热，以解肌肤邪热，用于治疗温病，邪在气分所致壮热、汗出、口渴、烦躁、脉洪大之症。本品又入于胃经，清热泻火，可用于治疗胃火亢盛，胃火上炎所致头痛、牙龈肿痛等症。

知母为百合科植物知母的干燥根茎。味苦、甘，性寒。归肺、胃、肾经。本品质润，苦寒不燥，沉中有浮，降中有升。行于上，则能清肃肺气，以泻肺火、润肺燥、除烦热、止咳嗽，用于治疗温热病，邪在气分，症见高热、烦躁、口渴、脉洪大者，以及阴虚燥咳或肺热咳嗽诸症；入于中，则善清胃火、除烦渴，用于治疗消渴病之中消诸症；行于下，则能泻相火、滋肾阴，用于治疗阴虚火旺之骨蒸潮热、盗汗等症。

【配伍机制】石膏辛以发散，解肌透表；寒以清热，泻火除烦；甘以生津，润燥止渴。能外透肌肤之热，内泻肺胃之火，为清气分实热之要药，凡外感实热或肺热、胃火诸疾皆可用之。知母苦寒，泻火而不燥，甘寒质润，滋阴而不腻，以清润为长。《本草纲目》云："知母之辛苦寒凉，下则润肾燥而滋阴，上则清肺金而泻火，乃二经气分药也。"二药配伍，增清热泻火之功，且滋胃润燥不伤阴。

【临床应用】

（1）温热病气分热证。兼气虚者，配伍人参；气血两燔者，配伍水牛角、地黄、栀子、牡丹皮等。

（2）肺热咳嗽，配伍桑白皮、桔梗、地骨皮等。

（3）肺胃燥热之消渴，症见多饮、多食、口渴，配伍天花粉、葛根等。

（4）胃热阴虚之牙痛、烦渴，配伍熟地黄、麦冬、牛膝等。

（5）热痹，症见关节红肿疼痛，伴有发热、口渴、心烦、苔黄腻、脉滑数，可配伍防风、地龙、蚕沙、忍冬藤等。

现代临床可用于感染性疾病所致发热（如流行性乙型脑炎、流行性脑脊髓膜炎、肺炎等），以及牙周炎、牙龈炎、口炎、糖尿病、风湿性关节炎及痛风性关节炎等疾病的治疗中。

【现代研究】生石膏可抑制机体在发热时过度兴奋的体温中枢，有强而快的退热作用，并可抑制汗腺分泌，故在退热时无出汗现象。生石膏内服，经胃酸作用，一部分可变为可溶性钙盐而被吸收，使血钙浓度增加，从而抑制肌肉兴奋性，起到镇静、解痉作用，同时又能降低血管的通透性。

知母浸膏有预防和治疗大肠埃希菌所致高热的作用；知母水煎剂对痢疾志贺菌、伤寒沙门菌、副伤寒沙门菌、霍乱弧菌、大肠埃希菌、变形杆菌、白喉棒状杆菌、葡萄球菌、肺炎球菌、乙型溶血性链球菌、白假丝酵母菌及某些致病性皮肤癣菌等均有不同程度的抑制作用。

【用法用量】石膏 15~60g，先煎；知母 6~10g。

【使用注意】脾虚便溏者禁用。

【按语】石膏与知母配伍，出自《伤寒论》白虎汤，是治疗热在气分的重要药对。白虎汤中用知母六两、石膏一斤（碎），后世有用石膏五钱、知母二钱，或知母三钱、石膏五钱，或知母二钱、石膏二钱。《伤寒论》中石膏与知母比例约为 2.67：1，口服后恰好使血钙浓度处于最大范围附近。建议在临床使用时，不宜为清热而盲目加大石膏剂量。知母可以增强石膏的清热作用，可根据患者病情需要辨证地调整石膏与知母的配伍比例以达到最佳治疗效果，所用比例绝大多数为（1~4）：1。

知母　黄柏

【单味功用】知母（见石膏、知母药对）。

黄柏，又名檗皮、黄檗，为芸香科植物黄皮树的干燥树皮。味苦，性寒。归肾、膀胱经。本品苦寒下降，生用降实火，炙用不甚伤胃，酒制治上，蜜制治中，盐制治下，炒黑能止血、止带。本品能清实热、退虚热，但侧重于泻相火、退虚热，用于治疗阴虚发热、骨蒸潮热、梦遗滑精等症；又能清热燥湿、泻火解毒，用于治疗湿热黄疸、湿热下痢、热毒疮疡、湿疹，以及湿热下注所引起的赤白带下、足膝肿痛、热淋涩痛等症。

【配伍机制】知母苦寒泻火而不燥，甘寒质润滋阴而不腻，以清润见长。黄柏苦以泻火坚阴，寒以清热，沉降下行，长于泻肾火而坚肾阴，为滋阴降火之要药。《本草纲目》云："知母之辛苦寒凉，下则润肾燥而滋阴，上则清肺金而泻火，乃二经气分药也。黄柏则是肾经血分药。故二药必相须而行。"《药品化义》谓二者皆入肾经，凡肾阴虚火旺之骨蒸潮热、盗汗遗精皆可使用。知母、黄柏药对，味苦性寒，沉而下降，亦可清泻下焦湿热，治下焦湿热所致淋证、泻痢及女子带下等。

【临床应用】

（1）阴虚火旺之骨蒸潮热、盗汗、遗精等。常配伍熟地黄、龟甲、山茱萸、山药等。

（2）肾水不足，相火妄动之梦遗滑精。常配伍山茱萸、山药、熟地黄、沙苑子、芡实、金樱子等。

（3）湿热淋证之小便赤涩灼痛、癃闭，或女子带下黄浊。

（4）消渴、阴部瘙痒等症。

（5）关节肿痛，证属肾阴虚火旺者。

现代临床常用于治疗前列腺炎、精囊炎引起的遗精，以及围绝经期综合征、女性不孕症、男性不育症等。

【现代研究】黄柏具有抗病原微生物的作用，对痢疾志贺菌、伤寒沙门菌、结核分枝杆菌、金黄色葡萄球菌、溶血性链球菌等多种致病细菌均有抑制作用，对某些皮肤真菌、钩端螺旋体、乙肝表面抗原也有抑制作用。黄柏所含药根碱具有与小檗碱相似的正性肌力和抗心律失常作用。黄柏提取物有降压、降糖、抗溃疡、镇静、松弛骨骼肌及促进小鼠抗体生成等作用。

【用法用量】黄柏 6~10g，知母 6~10g。水煎服。

【使用注意】脾虚便溏、胃弱食少者忌用。

【按语】知母配黄柏，最早见于李杲《兰室秘藏》滋肾丸；知母、黄柏各等份，在《万氏女科》中名曰补阴丸，能泻冲任之火，治一月而经再行。盖黄柏清下焦湿热，知母滋肾阴，二药参合，使肾阴足、相火降、冲任平、胞宫宁，故月事按月而行矣。

青蒿　鳖甲

【单味功用】青蒿，又名香青蒿，为菊科植物黄花蒿的干燥地上部分。味苦、辛，性寒。归肝、胆经。本品得春升之令最早（二月生苗），故阴中有阳，降中有升，专走血分。既能除伏留骨节之阴火，而凉血除蒸、退虚热，用于治疗阴虚发热，如虚劳病之午后潮热或原因不明的低热久久不愈，又治热病后期，邪入阴分之夜热早凉等；又能清热解暑，用于治疗暑热外感之发热、无汗等症；还能抑制疟原虫的发育，治疗疟疾（包括恶性疟疾）。

鳖甲为鳖科动物鳖的干燥背甲。味咸，性微寒。归肝、肾经。本品能滋肝肾之阴而潜纳浮阳，用于治疗肝肾不足，阴虚阳亢之潮热盗汗，以及热病伤阴，阴虚风动之手足抽搐；又能软坚散结、破瘀通经，治久疟、疟母、胸胁作痛，以及月经不调、肝脾肿大、癥瘕积聚等症。

【配伍机制】青蒿苦寒清热，辛香透散，善清泄肝胆及血分之热，使阴分伏热外透而出，为清热凉血退蒸之良药，而治温邪伤阴发热或骨蒸潮热等；又因其芳香疏达，清透解肌，可解暑热而治夏令暑热外感；又善治疟疾寒热，为治诸疟要药，尤善治疟疾兼感暑邪者。

鳖甲咸寒，入肝肾，能滋肝肾之阴而潜肝阳、退虚热，治阴虚发热、骨蒸潮热，以及阴虚风动之手足蠕动，甚至痉厥；且味咸软坚，入血分，可治经闭、癥瘕、疟母等。

青蒿与鳖甲功效各异，但青蒿得鳖甲可潜入阴分，以清阴分伏邪；鳖甲得青蒿，可引阴分之邪达于阳分。二药配伍，一升一降，一清一滋，具有较好的滋阴清热作用。且青蒿清胆经郁热，鳖甲软坚散结，二药合用，可抗疟消癥。

【临床应用】

（1）温病后期，邪伏阴分，症见夜热早凉、热退无汗、形瘦、脉数、舌红少苔等，可配伍知母、牡丹皮等，如青蒿鳖甲汤（《温病条辨》）。

（2）阴虚内热，低热不退。

（3）疟疾反复发作，或见肝脾肿大，可配伍常山、槟榔、草果、牡蛎等。

现代临床常用于肺结核、肾结核、慢性肾盂肾炎、贫血、系统性红斑狼疮、围绝经期综合征、结核性盆腔炎、病毒感染、肝纤维化、急性白血病，以及癌症发热、术后发热、不明原因低热等疾病的治疗。

【现代研究】青蒿对多种细菌、病毒均有杀伤作用，有较好的解热镇痛作用。青蒿乙醚中性提取物和其烯醇浸膏有显著抗疟作用，青蒿素及其衍生物具有抗血吸虫的作用。青蒿素、青蒿醚、青蒿琥酯均能增强机体免疫功能。青蒿素可减慢心率、抑制心肌收缩、降低冠状动脉血流量、降压，对实验性矽肺有明显疗效。有研究表明，青蒿琥酯在体外对人肝癌细胞有明显的细胞毒作用。

鳖甲能降低实验性甲状腺功能亢进动物的血浆环磷酸腺苷含量，能提高淋巴细胞转化率、延长抗体存在时间、增强免疫功能，保护肾上腺皮质功能，促进造血功能、提高血红蛋白含量，还有一定程度的镇静作用。

【用法用量】青蒿 5~10g；鳖甲 10~15g，打碎先煎。

【使用注意】脾胃虚寒、食少便溏者及孕妇忌用。

17

【按语】青蒿与鳖甲配伍，出自《温病条辨》青蒿鳖甲汤。该方主要用来治疗疟疾，或温病后期，邪伏阴分所致夜热早凉、骨蒸潮热等。同时也治邪热留于阴分之低热。邪热留阴，阴液已虚，但不可一味滋阴，滋阴则留邪，亦不能散邪，更不能用苦寒，否则均可伤阴。此药对在临床上亦可用来治疗不明原因低热及肝脾肿大等。

滑石　甘草

【单味功用】滑石，因其性滑而得名，为硅酸盐类矿物滑石族滑石，主含含水硅酸镁。味甘、淡，性寒，色白。归膀胱、肺、胃经。本品既能清暑泄热、清热降火、生津止渴，用于治疗暑热烦闷、头昏头胀、口干口渴、恶心呕吐等症；又能利尿通淋、渗湿止泻、利窍通闭，用于治疗小便不利、小便赤热涩痛、黄疸、水肿、湿热泻痢、乳汁不通、胎产难下等。

甘草为豆科植物甘草、胀果甘草或光果甘草的干燥根及根茎。味甘，性平。归心、肺、脾、胃经。本品生者入药，能泻火解毒、祛痰止咳，用于治疗痈疽疮疡、咽喉肿痛、药物中毒、食物中毒，以及咳嗽气喘等症；炙后入药，能益气补中、缓急止痛、缓和药性，用于治疗心气不足之心悸怔忡、脉结代，脾虚气血不足之倦怠无力，以及腹中挛急疼痛。

【配伍机制】滑石味甘、淡，性寒，质重而滑利，入膀胱、肺、胃经。甘淡渗湿，寒能清热，滑能通利，重则沉降，故能泻膀胱之热结而通利小便，为治热淋、石淋要药，正如《本草衍义补遗》谓"偏主石淋为要药"。因其寒滑通利，故又可清热解暑，治暑热烦渴及湿温身热、小便不利等。

甘草甘平，入心、肺、脾、胃经。配伍时常以生品入药，可清热解毒，用治痈疽疮毒、食物中毒及药物中毒等。又具甘缓之性，既缓急止痛，治脘腹、四肢挛急作痛；又缓和药性，使热药得之缓其热，寒药得之缓其寒，寒热相杂者用之得其平，使大补者不骤，大泻者不速，协调诸药，使之不争，故有"国老"之称，常广泛用于药性猛烈的方剂中。

滑石能祛暑止泻，止烦渴而利小便，使三焦湿热从小便而出。甘草缓和药性，与滑石配伍甘寒生津，使小便利而津液不伤，又可制约滑石之寒滑，而滑石又制约甘草之滞。二药合用，清暑利湿而不伤正，安和中焦而不留邪，各种内伤或外感湿热、湿温之证，用之皆效。

【临床应用】

（1）夏日中暑所致烦渴、呕吐、泄泻、小便短赤。

（2）淋证、水肿、癃闭，属湿热证者。

（3）泄泻，痢疾。对暑湿泄泻所致身热下痢尤为有效，亦可随证配伍治疗赤白痢。

（4）痱子，属湿热证者。

【现代研究】滑石含镁量大，可与 Ca^{2+} 在体内竞争草酸根离子，形成溶解度较大的草酸镁，并通过尿液排出体外，降低尿石症患者体内草酸钙饱和度，促进草酸钙溶解，同时抑制草酸钙的聚集和生长，从而有效治疗尿石症。

甘草有抗溃疡、抑制胃酸分泌、缓解胃肠道平滑肌痉挛及镇痛的作用，能促进胰液分泌；有明显的镇咳、祛痰作用，亦可平喘；有抗菌、抗病毒、抗炎、抗变态反应作用，能保护发炎的咽喉和气管黏膜。

【用法用量】滑石 10~15g，甘草 3~9g。水煎服，滑石宜包煎。

【使用注意】阴虚，内无湿热及小便清长者忌用；孕妇不宜服用。甘草反大戟、芫花、甘遂、海藻，不宜与之同用。

【按语】滑石与甘草配伍，出自《伤寒直格》六一散。六一散，顾名思义，滑石与甘草配伍比例为 6：1，主治暑邪表里俱热而见烦躁口渴、小便不利等症。临床中广泛应用于各种淋证的治疗，主要取其清利下焦湿热之功，疗效显著。此药对，加朱砂、灯芯草，名为益元散；加青黛，名为碧玉散；加薄荷，名为鸡苏散。三者均为治疗暑湿病证之良方。

天冬　麦冬

【单味功用】天冬，又名天门冬，为百合科植物天冬的干燥块根。味甘、苦，性寒。归肺、肾经。本品甘寒滋阴、苦寒泄热，能滋阴润燥、清肺泻火、化痰止咳、滋肾阴、退虚热，用于治疗阴虚发热之潮热盗汗、阴虚肺燥之干咳少痰，甚或吐血、肺痈等症。

麦冬，又名麦门冬，为百合科植物麦冬的干燥块根。味甘、微苦，性微寒。归心、肺、胃经。本品既能养阴润肺、化痰止咳，用于治疗阴虚肺燥之干咳少痰，或咳逆痰稠、咽喉不利，甚至吐血、咯血、肺痈等；又能养胃阴、生津液、润肠燥，以治热病伤津之咽干口渴、舌红少苔、大便燥结；还能清心除烦，以治心阴不足之心烦失眠、心悸怔忡。

【配伍机制】天冬入肺肾二经，能清肺热、滋肾阴、生津止渴、润燥止咳。麦冬养肺阴，润肺燥，益胃生津，清心除烦。二者均为养阴清热之品，但天冬通肾气，滋肾清热之力较强；麦冬定肺气，有润肺清热之功。二药相伍，相须为用，既增强滋阴清热之力，又润肺滋肾、清金益水，兼理肺肾二脏。二冬相合，用之补肺兼可益肾，用之滋肾亦可助肺。

【临床应用】

（1）肺肾阴虚有热之虚劳热咳，见痰中带血，用以养阴清热止咳，如二冬膏（《张氏医通》）。

（2）阴虚火旺所致骨蒸潮热、盗汗、遗精，配伍知母、黄柏、生地黄同用以滋阴清热。

（3）消渴，症见烦渴多饮、口干舌燥、尿频量多，或多食易饥、形体消瘦、大便秘结，或小便频多、混浊如膏脂者，配伍天花粉、知母同用，如二冬汤（《医学心悟》）。

（4）年老津血俱亏，咳逆便秘，配伍生地黄、熟地黄、当归、肉苁蓉同用以养阴润燥通便，如固本丸（《张氏医通》）。

（5）阴虚内热，虚火上炎之口舌生疮，如玄门丹（《寿世保元》）。

临床中慢性支气管炎、支气管哮喘、糖尿病、功能性便秘及慢性咽喉炎等可参考治疗。

【现代研究】天冬所含天冬酰胺有平喘、止咳、祛痰作用。麦冬的有效成分鲁斯可皂苷元能够改善脂多糖诱导的肺血管内皮屏障功能障碍，进而治疗急性肺损伤。

【用法用量】天冬 10~15g，麦冬 10~15g。

【按语】天冬、麦冬配伍，名曰二冬膏，出自清代《张氏医通》，用于治疗肺胃燥热之咳嗽少痰或咽喉干燥。天冬、麦冬均为甘寒清润之品，养阴润燥之功相似，故可相须为用。且麦冬入肺经，以养肺阴；天冬兼入肾经，以润肾燥。二药相合，有金水相生之妙。

黄芩 黄连

【单味功用】黄芩为唇形科植物黄芩的干燥根，主产于河北、山西、内蒙古、山东、河南等地。春秋二季采挖，除去泥土、须根及粗皮，蒸 1 小时后，切片晒干用，或酒炒用。味苦，性寒。归肺、胆、脾、大肠、小肠经。本品能清热燥湿、泻火解毒、止血、安胎，用于治疗湿温、暑温之胸闷呕恶，以及湿热痞满、泻痢、黄疸、肺热咳嗽、高热烦渴、少阳病寒热往来、血热吐衄、痈肿疮毒、胎动不安等。

黄连为毛茛科植物黄连、三角叶黄连或云连的干燥根茎。味苦，性寒。归心、脾、胃、肝、胆、大肠经。本品苦寒，为泻心火、除湿热之佳品。既能清热泻火（以清泻心、胃之火为主）、清心安眠、凉血止血、解毒止痢，用于治疗热性病之高热、烦躁、神昏谵语等症，又治阴血不足所致心烦不眠之症，还治心火内炽迫血妄行所致衄血、吐血诸症，以及肠澼下痢（肠炎、痢疾）诸症。此外，还能泻火解毒、清胃止呕、解渴除烦、消痞除满，用于治疗目赤肿痛、口舌生疮、痈疽疔疮、胃热呕吐、心下痞满、消谷善饥、口干口渴等症。

【配伍机制】黄芩、黄连味苦，性寒，苦能燥湿，寒能泄热。黄芩最善清肺经气分之热，治肠胃湿热之疾；黄连最善入心清热止血，入肠胃清热燥湿。

二者性味相投，功效相似，相须为用，能清热坚阴除痞、清热泻火解毒、清热燥湿止痢、清热凉血止血，功专力强，效果益彰。

【临床应用】

（1）上焦热盛之吐血、衄血。

（2）热邪内结所致痞证。

（3）湿热腹痛、下痢。

【现代研究】黄芩对痢疾志贺菌、伤寒沙门菌、大肠埃希菌、铜绿假单胞菌、葡萄球菌、溶血性链球菌、肺炎球菌、百日咳鲍特菌等均有抗菌作用。黄芩具有解热、镇静的作用。另有报道表明，黄芩具有利胆、解毒作用。

【用法用量】黄芩 6~10g，黄连 3~6g。水煎服。

【按语】黄芩、黄连配伍，出自《伤寒论》。仲景善用芩、连治湿热中阻所致胸膈痞闷。观其甘草泻心汤、生姜泻心汤、附子泻心汤、半夏泻心汤、干姜黄芩黄连人参汤、葛根黄芩黄连汤、泻心汤，皆有黄芩与黄连。

升麻　桔梗

【单味功用】升麻（见葛根、升麻药对）。

桔梗以其根茎结实梗直而得名，又名白桔梗、苦桔梗，为桔梗科植物桔梗的干燥根。味辛、苦，性平。归肺经。本品辛开苦泄，但辛而不燥，苦而不峻，既能开宣肺气、泻火散寒，以祛外邪、通利胸膈、利咽喉，用于治疗感冒咳嗽、咽喉肿痛、声音嘶哑等症；又能宣通气血、祛痰排脓，载诸药上行，用于治疗胸膈痞闷、咳嗽痰多、咳痰不爽，或肺痈胸痛、咳吐脓血、痰黄腥臭等症，不论寒热均宜使用。

【配伍机制】升麻轻清上浮，发表透疹，清解阳明经热毒；桔梗质轻升浮，开宣肺气，解表利咽，祛痰排脓。二药伍用，直达上焦，清解风热蕴毒之力益彰。

【临床应用】

（1）咽喉肿痛（如急性咽喉炎），证属风热蕴毒者。

（2）牙龈肿痛，证属风热蕴毒者。

（3）肺痈，证属热毒壅盛者。

【用法用量】升麻 6~10g，桔梗 6~10g。水煎服。

【按语】升麻、桔梗配伍，出自孙一奎《赤水玄珠》升麻汤，用于治疗肺痈吐脓血、作臭气。祝谌予先生以升麻、桔梗治疗咽喉肿痛、牙龈肿痛诸症。治疗咽喉肿痛时，与马勃、青黛配伍，或与牛蒡子、锦灯笼参合；治疗牙龈肿痛时，与黄芩、黄连配伍，或与知母、生石膏参合；治疗肿痛时，与冬瓜子、甜瓜子、杏仁、薏苡仁、冬葵子、芦根、白茅根配伍。

桑白皮　地骨皮

【单味功用】桑白皮为桑科植物桑的干燥根皮，全国大部分地区均产，主产于安徽、河南、浙江、江苏、湖南等地。秋末叶落时至次春发芽前采挖根部，刮去黄棕色粗皮，剥取根皮，晒干，切丝生用或蜜炙用。味甘，性寒。归肺经。本品能清泻肺火，兼泻肺中水气而平喘，用于治疗肺热壅盛之喘咳；亦能降泻肺气，通调水道而利水消肿，尤宜用于风水、皮水等阳水实证。此外，本品尚具清肝降压、止血之功，可治衄血、咳血，以及肝阳、肝火偏旺之高血压。

地骨皮为茄科落叶灌木枸杞或宁夏枸杞的干燥根皮。味甘，性寒。归肺、肝、肾经。李东垣云："地为阴，骨为里，皮为表。"本品既走里又走表，实为表里上下皆治之药。可入于肺以清肺降火，用于治疗肺热咳嗽、气喘，伴有午后发热（下午 4~5 时尤甚）、舌红苔黄、脉细数等，与西医学急性支气管炎、肺炎等疾病相似；能达于肾而凉血清骨退蒸，用于治疗阴虚发热、骨蒸潮热、盗汗等，尤宜用于有汗之骨蒸，与西医学肺结核等疾病相似，亦可治疗血热妄行所致吐血、衄血、尿血等症。此外，本品尚有降压作用，可用于治疗高血压。

【配伍机制】桑白皮甘寒，入肺经气分，功专泻肺热、降肺气以平喘，利水之上源以消肿，常用于治疗肺热咳嗽、水肿、小便不利等。地骨皮甘寒清润，入肾走骨，"能凉骨中之髓，而去骨中之热"，为治阴虚骨蒸潮热之品；入肺清"降肺中伏火"而治肺热咳嗽；且能入血清热，凉血止血。

桑白皮、地骨皮同为甘寒之品，皆可入肺而除肺热、平喘咳。桑白皮清热泻肺，降气平喘；地骨皮入阴分，善清肺中伏火、退阴分虚热。二药合用，一气一血，气血双清，具有清肺热而不伤阴，护阴液而不致恋邪的特点，使肺火清则逆气降，肾热清则虚火不致犯肺，从而咳喘、蒸热俱除。

【临床应用】

（1）肺热咳喘，对肺经伏热，渐伤阴分者尤为适宜，宜配伍甘草、粳米等。

（2）阴虚劳嗽，宜配伍知母、天冬、秦艽、阿胶等。

（3）风水证，症见面目肿甚、小便不利，宜配伍茯苓皮、生姜皮、大腹皮、陈皮等。

（4）原发性高血压属阴虚火旺者，宜配伍白菊花、钩藤等。

现代临床可用于急性支气管炎、肺炎、肺气肿合并感染等，亦可用于慢性感染性疾病、免疫系统疾病、肿瘤、结核病或非器质性疾病所致发热等。

【现代研究】桑白皮有轻度止咳作用，并能利尿，使尿量及钠、钾、氯化物排出量增加。桑白皮水煎剂及其乙醇、乙醚、甲醇提取物有不同程度的降压作用。地骨皮具有解热作用。

【用法用量】桑白皮6~12g，地骨皮9~15g。水煎服。

【使用注意】肺虚无火，风寒咳嗽者忌用。脾胃虚寒便溏，阳虚畏冷者不宜用。

【按语】桑白皮、地骨皮配伍应用，出自宋代钱乙《小儿药证直诀》泻白散，能清泻肺热、止咳平喘，治肺热咳嗽，甚则气喘、皮肤蒸热，或发热、午后尤甚，舌红苔黄、脉细数。在明代张景岳《景岳全书》中，用以治疗肺火、大肠火、喘急之症。二药合用，功效有三：其一，清肺泻热，治身热，气逆而喘，疗肺热咳嗽（各种肺炎可参考应用）；其二，清肺热、导火气，引皮肤水气顺流而下，治肺气不降之水肿（颜面浮肿）；其三，地骨皮能滋真阴之化源，治骨蒸劳热，合桑白皮能益阴气、泻虚火，治午后低热。

黄连 吴茱萸

【单味功用】黄连（见黄芩、黄连药对）。

吴茱萸为芸香科植物吴茱萸、石虎或疏毛吴茱萸的干燥近成熟果实。主产于贵州、广西、湖南、云南、陕西、浙江、四川等地。8~11月果实尚未开裂时，剪下果枝，晒干或低温干燥，除去枝、叶、果梗等杂质。味辛、苦，性热，有小毒。归肝、脾、胃、肾经。本品辛散苦泄，性热祛寒，主入肝经，既散肝经之寒邪，又疏肝气之郁滞，为治肝寒气滞诸痛之主药。此外，本品能降逆止呕、制酸止痛，又能温脾益肾、助阳止泻，为治五更泄泻之常用药。

【配伍机制】黄连苦寒，清热燥湿，泻火解毒，清心除烦。吴茱萸温中散寒，下气止痛，降逆止呕，杀虫。黄连苦寒，直折肝火上炎之势；吴茱萸辛温，同类相求，引热下行，开散郁结，平肝制酸。两药合用，常取六一之比，黄连多而吴茱萸少，一主一辅，一寒一热，辛开苦降，相反相成，既可清泻肝火、降逆和胃，又可清火调气散结。另外，黄连清肠止痢，吴茱萸温中行气，两药合用，还有清热燥湿止痛之功。

【临床应用】

（1）肝郁化火，胃失和降，症见胁肋胀痛、呕吐吞酸、舌红苔黄、脉弦数等。

（2）湿热下痢。

（3）霍乱转筋，小腿挛急掣痛。

现代临床常用于治疗急性胃炎、慢性胃炎、胃溃疡、十二指肠球部溃疡、细菌性痢疾、急性肠炎、慢性肠炎等疾病。

【用法用量】黄连 3~5g，吴茱萸 3~5g。水煎服。

【按语】黄连、吴茱萸配伍，出自《丹溪心法》左金丸，治肝经火郁之吞吐酸水、左胁作痛、少腹筋急为疝者。因肝为风木之脏，气行于左，应受肺金克制，方不致过亢而正常生化。方用黄连入心经，泻心火，使心火不克肺金，肺金不受克，方能有力制约肝木。肝（左）得肺（金）制所以叫左金丸。故胡天锡云："左金者木从左而制从金也。"黄连、吴茱萸各等份，张景岳称之为黄连丸，用以治疗便血、痔肿；在《串雅内编》中被称作变通丸，用于痢疾腹痛。但在临床应用时，二药相配之比，应根据肝热之轻重、痰湿之有无斟酌使用，不必固执于六一之比。现代药理学研究证实，黄连具有确切的抗菌、抗炎作用，吴茱萸有止呕，抑制胃肠异常分泌的作用。在临床中将二者用于治疗消化系统炎症、溃疡及功能紊乱均能收到较好的疗效。

百合　知母

【单味功用】百合为百合科多年生草本植物卷丹、百合或细叶百合的干燥肉质鳞叶。味甘，性微寒。归心、肺经。本品气味稍缓，甘中有收，既能清心肺之余热，而敛气养心、安神定魄，用于治疗热病后期余热未尽所引起的神思恍惚、烦躁失眠、莫名所苦的"百合病"；又能润肺止咳，用于治疗肺燥咳嗽，或肺虚久咳，或阴虚久咳、痰中带血等症。

知母（见石膏、知母药对）。

【配伍机制】百合润肺止咳，清心安神。知母苦寒而润，清热滋阴之力卓著，能滋肾阴、充阴水以降心火。二药都有润肺清热作用，但百合甘寒清润不腻，知母苦寒降火不燥，相配则补虚清热效力更强。

【临床应用】

（1）阴虚或热病后期余热未清所致头昏、心烦不安，属心中郁热者。

（2）情志不遂所致精神恍惚、不能自制等症，属阴虚火旺者。

【现代研究】百合与知母能改善围绝经期大鼠卵泡发育，减轻子宫萎缩性病变，升高血清雌二醇水平，降低血清卵泡刺激素、黄体生成素水平，改善内分泌紊乱，缓解围绝经期综合征症状。百合知母汤含药血清能拮抗氯化镉损伤，增加卵巢颗粒细胞的活性和数量，从而保护大鼠卵巢功能。

【用法用量】百合 10~30g，知母 6~10g。水煎服。

【按语】百合、知母配伍，名曰百合知母汤，出自《金匮要略》，治百合病误汗后，津液受伤，虚热加重，而见心烦口渴者。百合病为古病名，出自《金匮要略·百合狐惑阴阳毒病脉证治》。因七情郁结，或大病之后，肺阴虚而生内热所致。症见神情不宁、沉默少言、欲睡不能睡、欲行不能行、欲食而不能食、似寒无寒、似热无热、口苦、尿黄等。治疗以滋阴清热为主，以百合知母汤等方为治。

第三章

祛寒药对

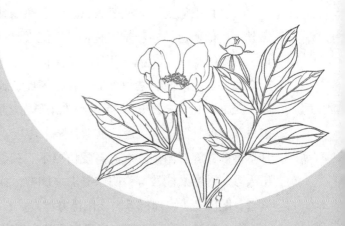

附子　干姜

【单味功用】附子（见麻黄、附子药对）。

干姜为姜科植物姜的干燥根茎。味辛，性热。归心、肺、脾、胃经。本品辛开温通，既能通心助阳、温散里寒，用于治疗阳气衰微，阴寒内盛所致四肢厥冷、脉微欲绝之亡阳证；又能温中逐寒，用于治疗脾胃虚寒所致脘腹冷痛、呕吐、泄泻等症；还能温肺散寒、燥湿化痰，用于治疗肺寒咳嗽、痰白清稀，或带白沫。

【配伍机制】附子长于回阳救逆，止痛力强，走而不守，能通彻内外上下；干姜守而不走，可以固守附子之性，使其温中回阳之力增强，古人有"附子无姜不热"之说。二药相须配伍，可用治亡阳虚脱及阳虚证、虚寒证。

【临床应用】

（1）亡阳危证，症见四肢厥逆、恶寒倦卧、神疲欲寐、脉微欲绝等，常配伍甘草，如四逆汤。若兼气脱，可配伍人参；若兼阴盛格阳，虚阳上浮之戴阳证，可配伍葱白，以破阴回阳、宣通上下。

（2）各种慢性病之阳虚证，凡肾阳虚、脾阳虚、心阳虚证均可应用。①肾阳不足之低血压，配伍黄精等。②脾阳虚之腹泻、冷痢，配伍白术、白豆蔻、肉豆蔻、厚朴等；脾阳虚之脘腹冷痛、呕吐、手足不温，配伍党参、白术、炙甘草等。③脾肾阳虚之水肿，配伍白术、茯苓等。④心阳虚之心悸、胸闷，配伍人参、丹参、桂枝等；阴寒凝滞之胸痹，症见背痛彻心、心痛彻背，见脉沉紧者，配伍乌头、蜀椒等。⑤阳虚寒湿发黄，配伍茵陈、附子、干姜等。

（3）虚寒性月经不调、痛经等，常配伍当归、熟地黄、白芍、川芎等。

【现代研究】附子水煎剂及其水溶性成分等对蛙、蟾蜍及恒温动物心脏，于正常状态及心力衰竭状态下均有明显的强心作用；其正丁醇提取物、乙醇提取物及水提取物对氯仿所致小鼠心室颤动有预防作用。附子有显著的抗炎作用，能抑制蛋清、角叉菜胶、甲醛等所致大鼠足跖肿胀，抑制醋酸所致毛细血管通透性增加，抑制肉芽肿形成及佐剂性关节炎。附子所含中乌头碱、乌头碱及次乌头碱均有镇痛作用。干姜甲醇或醚提取物有镇静、镇痛、抗炎及短暂升压的作用。

【用法用量】附子 3~15g，干姜 6~10g。水煎服，附子先煎。

【使用注意】孕妇忌用。

【按语】附子与干姜属于相须配伍，《伤寒论》中的干姜附子汤即用此药对组方。治伤寒下后复发汗，昼日烦躁不得眠，夜而安静，不呕不渴，无表证，脉沉微，身无大热者。此外，张仲景的四逆汤、白通汤等衍生方剂众多，用治少阴病阳虚证疗效显著。且干姜可以降低附子的毒性，所以多将二者同用。若是治疗阳虚烦躁证，其用量比例近2∶1，如干姜附子汤用干姜一两、附子一枚；若是治疗阳虚寒盛证，其用量比例近1∶1，如四逆汤用干姜一两半、附子一枚。

桂枝　附子

【单味功用】桂枝（见麻黄、桂枝药对）。附子（见麻黄、附子药对）。

【配伍机制】桂枝辛温，芬芳馥郁，轻扬升散，具有走经络、通血脉、散寒邪之功。附子辛大热，通行十二经，能散寒止痛、通利关节、搜风除湿。二药相使而用，可增强温通经脉、散寒止痛之功。

【临床应用】

（1）风寒湿痹证。

（2）阳虚外感证。

（3）中焦虚寒所致腹痛、纳呆、舌色淡、舌体胖、苔白、脉沉迟等。

（4）肾阳不足所致腰困、腰痛、阳痿、早泄诸症。

【用法用量】桂枝6~9g，附子5~10g。水煎服，附子先煎。

【使用注意】孕妇忌用。

【按语】桂枝、附子配伍，出自《金匮要略》桂枝附子汤、甘草附子汤，治风寒而阳虚之身体疼烦、不能自转侧。临床常用作温阳通脉的基础药对，凡阳虚寒凝之证都可酌情选用。如感寒所致月经不调或经行腹痛者，用之可温经止痛；素体阳虚，复受风寒者，用之可助阳解表；心衰又患风寒感冒者，用之可强心解肌；阳虚气化不利而水肿者，配伍利水渗湿药，可通阳化气，加强利水作用。据报道，使用此药对治疗风湿性心肌炎属心阳虚者亦有一定效果。

第四章

泻下药对

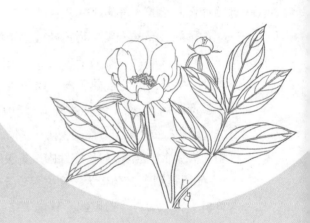

大黄　芒硝

【单味功用】大黄，又名川军，为蓼科植物掌叶大黄、唐古特大黄或药用大黄的干燥根和根茎。味苦，性寒。归脾、胃、大肠、肝、心包经。本品大苦大寒，其性沉而不浮，其用走而不守，其力猛而下行，其功用：①能荡涤胃肠实热，清除燥结、积滞，为苦寒攻下之要药，用于治疗温热病中期或极期出现的热积便秘、胸腹胀闷、高热不退、神昏谵语、口干口渴、舌苔老黄等实热之症；②治寒积便秘（寒邪影响肠胃，致使排便不畅，粪便积结在里，即所谓阴寒结聚）、热泻下痢（如急性肠炎、细菌性痢疾等）；③能清热解毒、凉血止血、利胆退黄，用于治疗热毒疮疡、烧烫伤、吐血、衄血、风火赤眼、咽喉肿痛等实火上炎证及湿热黄疸（如急性胆囊炎、急性病毒性肝炎、新生儿溶血病等）；④能活血化瘀，用于治疗产后瘀血腹痛、血瘀经闭，以及跌打损伤、瘀阻作痛；⑤治疗胃痛泛酸、胃部烦热等症。

芒硝为含硫酸盐类矿物芒硝族芒硝经加工精制成的结晶体。味苦、咸，性寒。归胃、大肠经。本品辛可润燥，咸能软坚，苦可下泄，大寒能除热。能润燥通便、荡涤肠胃之实热积滞，用于治疗内热炽盛而引起的痞（上腹部硬闷）、满（腹部胀满）、燥（粪燥且坚）、实（腹痛拒按、大便不通）等症，还可治疗急性肠梗阻（主要是动力性肠梗阻）。本品外用，尚有清热消炎、消肿止痛之功，可用于治疗腹中痞块（如化脓性阑尾炎）、皮肤疮肿，以及咽喉肿痛、目赤肿痛。

【配伍机制】二药皆为苦寒之品，走手足阳明二经，同气相求，相须为用。大黄偏于荡涤肠胃，芒硝偏于软化燥结，是治疗热结便秘的最佳配伍。且大黄与芒硝均入血分，能除血中伏热，通血中瘀积，治疗热与瘀血互结之证，如肠痈瘀热证。

【临床应用】

（1）大便不通，腹痛痞满，可配伍枳实、厚朴等。

（2）狂证，属痰瘀化火者。

（3）肠痈，或女性腹部积块、经闭、小腹坠胀疼痛，属瘀热互结尚未成脓者，常配伍牡丹皮、桃仁等。

（4）慢性痢疾，顽固不愈，症见下痢里急后重、腹部胀痛等。

（5）湿热黄疸。

现代临床常用于治疗习惯性便秘、急性单纯性肠梗阻、急慢性胆囊炎、肝炎、胆石症、急性胰腺炎、急性阑尾炎、慢性盆腔炎、子宫肌瘤、卵巢囊肿等。

【现代研究】大黄能促进肠蠕动，抑制肠内水分吸收，促进排便。大黄有抗感染作用，对多种革兰阳性菌和革兰阴性菌均有抑制作用，其中最敏感的为葡萄球菌和链球菌，其次为白喉棒状杆菌、伤寒沙门菌、副伤寒沙门菌、肺炎球菌、痢疾志贺菌等；对流感病毒也有抑制作用。由于大黄含有鞣质，故泻后又可出现便秘现象。此外，大黄还有利胆和健胃作用。

芒硝的主要成分为硫酸钠，内服后其硫酸根离子不易被肠黏膜吸收，在肠内形成高渗盐溶液，保持大量水分，并使肠道被扩张，引起机械刺激，从而促进肠蠕动；对肠黏膜也有化学性刺激作用，但并不损害肠黏膜。

【用法用量】大黄 3~10g；芒硝 10~15g，冲服。

【使用注意】年老体虚，阴津亏虚者及孕妇忌用。

【按语】大黄与芒硝配伍，出自《伤寒论》大承气汤，张仲景用其治疗阳明腑实证，症见痞满燥实者。大黄与芒硝配伍使用，在通常情况下大黄用量大于芒硝，以突出二者在药对中的主次之分。临床上常用于各种肠梗阻、急性阑尾炎、急性胆囊炎等，见便秘、苔黄、脉沉实者。若治疗阳明热结证或肠痈热证，其用量比例是 4：3，如大承气汤用大黄四两、芒硝三两以峻下热结；若治疗膀胱瘀热证，当重用大黄以泻热，用量比例关系是 2：1，如桃核承气汤用大黄四两、芒硝二两。此外，张介宾以大黄、芒硝各等份，为末调涂，治赤鼻久不瘥，名曰"二神散"。

大黄　附子

【单味功用】大黄（见大黄、芒硝药对）。附子（见麻黄、附子药对）。

【配伍机制】大黄苦寒，走而不守，得附子之热则寒性散而走泄之性存；附子得大黄，直入病所，又可防附子温热化燥。二药配伍，一寒一热，补泻并施，主治寒积里实证。此积非温不能化，非泻不能去，大黄与附子最得制方之妙。

【临床应用】

（1）寒积里实证，症见腹痛、便秘、手足不温，常配伍细辛、干姜等。

（2）寒疝，症见胁下痛或腰胁偏痛，脉弦紧。

（3）脾阳不足，冷积阻滞之便秘腹痛。

（4）赤白久痢，伴有腹痛、手足不温等，常配伍生姜、甘草、人参等。

临床常用于治疗慢性肠炎、便秘、急性单纯性肠梗阻或不完全性肠梗阻、慢性胆囊炎、胆石症、慢性阑尾炎、胰腺炎、前列腺肥大、慢性前列腺炎、慢性肾功能衰竭、尿毒症、肾炎等。

【现代研究】大黄能增强肠蠕动，抑制肠内水分吸收，促进排便；亦有抗感染作用。附子有强心、抗炎、提高免疫功能、抗低温等作用。

【用法用量】大黄 3~10g，附子 3~15g。水煎服，大黄后下，附子须先煎至口尝无麻辣感。

【使用注意】实热便秘，阴虚阳亢者及孕妇忌用。

【按语】附子与大黄配伍，首见于《金匮要略》之大黄附子汤，亦见于《伤寒论》之附子泻心汤及《备急千金要方》之温脾汤等。所治之积，非泻不能去，而积之属寒者，又非温不能化，故将二药配伍，变寒下为温下。若治疗寒结证，其用量比例为 5：3，如大黄附子汤用附子三枚、大黄三两，因大黄附子汤主治之病机以寒为主，故用量应以附子为主，用量比例失调将直接影响治疗效果；若治疗寒热错杂证，其用量比例近 1：1，如附子泻心汤用附子一枚、大黄二两。由此可见，药对剂量调配不同则其主治病证亦不同。

大黄　肉桂

【单味功用】大黄（见大黄、芒硝药对）。

肉桂为樟科植物肉桂的干燥树皮。主产于广东、广西、海南、云南等地。多于秋季剥取，刮去栓皮，阴干。根据采收部位及加工方法的不同而有多种加工品，常见的有企边桂、板桂、油板桂等。生用。味辛、甘，性大热。归肾、脾、心、肝经。本品辛甘大热，能补火助阳、益阳消阴，作用温和持久，为治命门火衰之要药；又能甘热助阳以补虚，辛热散寒以止痛，善去痼冷沉寒；辛散温通，亦能行气血、运经脉、散寒止痛；且其大热入肝肾，能使下元虚衰所致上浮之虚阳回归故里，即引火归原。此外，对于久病体虚气血不足者，在益气补血方剂中加入少量肉桂，有鼓舞气血生长之效。

【配伍机制】大黄苦寒通下，善下行以泄热导滞、凉血散瘀。肉桂辛热温中，能益火消阴、温补肾阳、引火归原。二药配伍，寒热互制，肉桂振脾阳以制大黄苦寒之性，又以大黄之寒凉制肉桂辛热燥烈之弊；寒热相济，阴阳调和，共收振脾阳、通大便之功。

【临床应用】

（1）便秘，属寒热错杂者。

（2）肝郁多怒，胃郁气逆所致吐血、衄血。

（3）胃脘痛，证属寒热错杂者。

【现代研究】 大黄能增强肠蠕动，抑制肠内水分吸收，促进排便。肉桂中桂皮油的芳香性有健胃作用，能刺激嗅觉，反射性地促进胃的消化功能，亦能直接对胃黏膜发挥温和的刺激作用，使分泌增加、蠕动增强。

【用法用量】 大黄 3~12g，后下；肉桂 6~10g。

【使用注意】 实热便秘，阴虚阳亢者及孕妇忌用。

【按语】 大黄、肉桂配伍，见于《医学衷中参西录》之秘红丹。主治肝郁多怒、胃郁气逆所致吐血、衄血，屡服他药不效者，无论因凉、因热，服之皆有捷效。王少华治疗寒热错杂之血证，对于热重寒轻、实甚于虚，或实热真、虚寒假而有格拒者，则大黄用量大于肉桂；对于寒重热轻、虚甚于实，或虚寒真、实热假者，则颠倒其用量。

第五章

和解药对

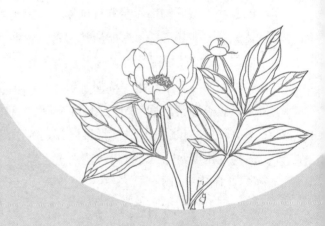

柴胡 黄芩

【单味功用】柴胡为伞形科植物柴胡（北柴胡）和狭叶柴胡（南柴胡）的干燥根。味苦、辛，性微寒。归肝、胆、肺经。本品味薄气升，功擅透表泄热，为治邪入少阳半表半里所致寒热往来、胸胁苦满、口苦咽干、头晕目眩等症之要药，也治疟疾往来寒热及外感发热等；又能疏肝解郁、宣畅气血、散结调经，用于肝气郁结所引起的胸胁胀痛、头晕目眩、耳鸣耳聋，以及月经不调、乳房胀痛（包括乳腺增生所致者）等；气升为阳，能引清气上行，升阳举陷，用于治疗气虚下陷所导致的气短、乏力、内脏下垂等症。

黄芩（见黄芩、黄连药对）。

【配伍机制】柴胡辛散、苦泻、寒清，芳香疏泄，具有轻清升发疏泄之性，尤善疏散少阳半表半里之邪而和解少阳，为治少阳证之要药；辛行苦泄，善调畅肝气，疏肝解郁，治肝气郁滞证；还可退热截疟，常用于疟疾寒热。黄芩苦能燥湿、泄热下气，寒能清热解毒，入胆则清少阳邪热，入脾、大肠则燥肠胃湿热，为清热燥湿、泻火解毒常用之品。

柴胡与黄芩配伍，柴胡善疏散少阳半表半里之邪，使邪气外达，解表而和里；黄芩善清肝胆气分之热，使半里之邪内彻。二药配伍，使枢机得以和畅，具有较好的和解少阳、疏散肝胆郁热的作用。且柴胡长于开郁，黄芩善于泄热，二药配伍可调肝胆之气机、清内蕴之湿热。

【临床应用】

（1）伤寒少阳证，症见寒热往来、口苦咽干、胸胁苦满等，宜配伍半夏、人参、甘草等，如小柴胡汤（《伤寒论》）。

（2）肝胆郁热证，症见口苦、咽干、恶心呕吐、胃脘疼痛等。

（3）疟疾往来寒热，常与常山、草果、槟榔等配伍。

（4）不明原因低热，属少阳证者，配伍青蒿、秦艽等。

（5）湿热淋证，发热较剧者尤为适宜。

现代临床可用于治疗急慢性肝炎、肝硬化、急慢性胆囊炎、胆石症、急慢性胃炎、胆汁反流性胃炎、胃溃疡及尿路感染等疾病。

【现代研究】柴胡具有镇静、止痛、解热、镇咳等广泛的中枢抑制作用，有较好的抗肝损伤、利胆、兴奋肠道平滑肌、抑制胃酸分泌、抗溃疡、抑制胰蛋白酶活性等作用。柴胡及其有效成分柴胡皂苷有抗炎作用。柴胡水煎剂对结核分枝杆菌有抑制作用。此外，柴胡还有抗病毒、促进蛋白质生物合成、增强免疫功能等作用。

黄芩水煎剂对痢疾志贺菌、白喉棒状杆菌、铜绿假单胞菌、伤寒沙门菌等有不同程度的抑制作用，还有解热、保肝、利胆、抑制肠蠕动等作用。

【用法用量】柴胡 5~10g，黄芩 6~10g。水煎服。

【使用注意】柴胡性升散，阴虚阳亢、肝风内动、阴虚火旺及气机上逆者慎用。二药苦寒，易伤阳，故脾胃虚寒，食少便溏者忌用。

【按语】柴胡与黄芩配伍，用量比例常为8：3，如小柴胡汤用柴胡半斤、黄芩三两。重用柴胡既能清热，又能疏达肝胆，若黄芩用量偏大，则会引起寒凝气滞，既不利于邪热向外透达，又不利于气机畅通。因此，在临床应用时一定要重视剂量调配。此药对可广泛应用于内、外、妇、儿及五官科疾病。如《济生方》中用柴胡、黄芩各等份半酒半水煎服治疗积热下痢；章次公合用柴、芩以通大便，甚为独到；还有医家用其治疗慢性盆腔炎及眼科急性炎症性疾病等，拓展了柴胡类方的应用范围。

柴胡　白芍

【单味功用】柴胡（见柴胡、黄芩药对）。白芍（见桂枝、白芍药对）。

【配伍机制】柴胡能疏肝解郁、透热解肌，又能升举阳气。白芍养血敛阴柔肝，泻肝缓急，和血固藏肝血。柴胡与白芍相伍，一疏一敛，疏则治肝气郁滞，敛则护阴血内守。二者配伍，相互为用，则疏肝而不伤阴血，敛肝而不郁滞气机。且白芍缓急止痛，泻肝利胆；柴胡清胆疏肝，调理气机。

【临床应用】

（1）外邪入里郁遏气机，肝失疏泄，脾气被困，清阳郁滞所致身热、四肢不温、脉弦者，宜配伍枳实、甘草同用，以透邪解郁、疏肝理脾，如四逆散（《伤寒论》）。

（2）胁肋胀痛。肝经气滞之胁肋胀痛、走窜不定、疼痛随情志波动增减者，可配伍香附、枳壳、川芎、甘草同用，以疏肝理气，如柴胡疏肝散（《景岳全书》）。肝郁血虚脾弱之胁痛，伴有头痛以目眩、口燥咽干、神疲食少者，宜配伍当归、茯苓、白术、甘草同用，以疏肝解郁、健脾和营，如逍遥散（《太平惠民和剂局方》）。

（3）肝气郁滞所致乳房胀痛连胁、经前更甚，或伴有月经不调、小腹胀痛者，可在逍遥散的基础上加用青皮、陈皮、枳壳、川芎等行气止痛药。若气郁重，乳房有结块，加橘核、荔枝核、王不留行、路路通、夏枯草、穿山甲等，以疏肝理气、散结消肿。

现代临床中围绝经期综合征或抑郁症患者出现的乳腺小叶增生、乳腺良性肿瘤、慢性肝炎、迁延性肝炎等可参考治疗。

【用法用量】柴胡 6~10g，白芍 10~15g。

【使用注意】柴胡性升散，阴虚阳亢、肝风内动、阴虚火旺及气机上逆者慎用。

【按语】柴胡、白芍配伍，出自《太平惠民和剂局方》逍遥散。盖肝为风木之脏，体阴而用阳，性喜条达，以白芍之酸敛养血柔肝，补肝之体；以柴胡之辛散助肝之用。二药参合，刚柔相济，动静结合，体用兼顾，互制其短而展其长，以达升阳敛阴、调和表里之妙用，故凡肝郁气滞、表里不和诸症均宜使用。

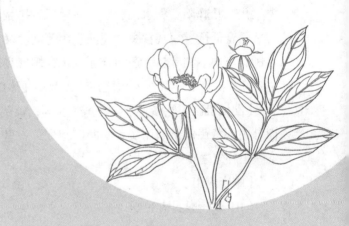

第六章

补益药对

党参 黄芪

【单味功用】党参为桔梗科植物党参、素花党参或川党参的干燥根。味甘，性平。归脾、肺经。本品既能补中益气、生津止渴，用于治疗脾胃虚弱之食少便溏、四肢无力、面目水肿、口干口渴、自汗等症；又能补气养血，用于治疗血虚萎黄、心悸气短，以及慢性出血所致气血两亏之证；还能补脾养肺，用于治疗慢性咳嗽，证属肺脾两虚者。此外，还可治疗脱肛、子宫脱垂。

黄芪为豆科植物蒙古黄芪或膜荚黄芪的干燥根。味甘，性微温。归脾、肺经。本品质轻、皮黄、肉白，质轻升浮，入表实卫，色黄入脾，色白入肺，为升阳补气之圣药。生品入药，具有升发之性，既能升阳举陷，用于治疗气虚下陷所致脱肛、子宫脱垂等；又能温分肉、实腠理、补肺气、泻阴火，用于治疗体弱表虚所致自汗盗汗、反复感冒及消渴证。炙品入药，可补中气、益元气、温三焦、壮脾阳、利水消肿、养血生肌、排脓内托，用于治疗气虚所致体倦乏力、语音低微、短气食少、便溏腹泻等症，又治脾气虚弱，水不化气所致身面水肿、小便不利等症，还治气血不足，阳气衰微所致疮疡日久、内陷不起，或疮疡溃烂、脓稀、久久不愈之症，以及小儿体虚、痘疹内陷等。

【配伍机制】党参补中气，擅长止泻；黄芪固卫气，擅长敛汗。党参偏于阴而补中，黄芪偏于阳而实表。两药相配，一里一表，一阴一阳，相互为用，共奏扶正补气之功效。

【临床应用】

（1）久病虚弱诸症。

（2）中气下陷之子宫脱垂、脱肛等。

（3）脾胃虚弱之消化不良、食少便溏、倦怠乏力、动则汗出等。

（4）气虚肢体麻木、痿痹。

（5）气虚头痛。

【现代研究】黄芪有改善缺氧、增强免疫功能、促进新陈代谢、抗疲劳、兴奋呼吸中枢、改善贫血的作用。

【用法用量】党参 10~15g，黄芪 10~15g。水煎服。

【使用注意】凡热证、湿热证皆忌用。

【按语】党参、黄芪配伍，出自《脾胃论》补中益气汤。用于治疗脾胃气虚所致身热有汗、口干口渴、喜热饮、头痛恶寒、少气懒言、饮食无味、四肢乏力、舌嫩色淡、脉虚大，或中气不足，清阳下陷所引起的脱肛、子宫脱垂、久痢等症。盖二者均为补气要药，均有益气健脾之功，相伍为用，益气之力更宏。诸凡素体气虚、劳伤气弱、年老体衰者，用之均有良效。

黄芪　附子

【单味功用】黄芪（见党参、黄芪药对）。附子（见麻黄、附子药对）。

【配伍机制】黄芪甘、微温，归脾、肺经，甘补中土，温养脾胃，且在补脾益气之中具升发之性。附子辛、甘，大热，入心、肾、脾经，辛热以散寒，味甘以助阳，上助心阳以通脉，下补肾阳以益火，中温脾阳以健运，尤善追复散失之元阳，为回阳救逆之圣药。

二药配伍，功效有二：其一，黄芪行外而实卫固表，附子温阳益气、回阳救逆，合用则固表止汗之力益彰；其二，黄芪补脾肺而利水消肿，附子补元阳而化阴水。

【临床应用】

（1）畏寒倦怠、汗出之阳虚自汗证。

（2）阳虚之心悸、胸闷，甚至脉微欲绝、四肢厥冷、大汗如洗。

（3）虚寒之水肿、小便不利。

（4）虚实夹杂之久泻。

现代临床可用于治疗冠状动脉粥样硬化性心脏病（简称冠心病）、病态窦房结综合征、心力衰竭、慢性肾小球肾炎、肾病综合征、尿毒症、慢性结肠炎等。

【现代研究】黄芪能改善机体的代谢功能、抗疲劳，利尿、降低实验性肾炎的尿蛋白水平，改善贫血，兴奋呼吸中枢，调节机体免疫功能、促进干扰素产生、提高抵抗力，增强心肌收缩力、抗心律失常，扩张冠状动脉和外周血管、降低血压。在体外实验中，黄芪可使细胞生长旺盛、寿命延长、数量明显增多。

【用法用量】黄芪 10~30g，附子 6~10g。水煎服，附子先煎。

【使用注意】实证及阴虚阳亢者忌用。

【按语】附子与黄芪属于相使配伍，《赤水玄珠》中的芪附汤仅由此两味药组方。黄芪甘温，具有补气升阳之功效；附子温壮元阳，得黄芪而升，助黄芪而固。故黄芪得附子而固表止汗作用增强，且阳气得升而固防更坚。二者合用，有相辅相成之妙，使补气升阳的作用进一步加强，临床疗效显著。

黄芪　防风

【单味功用】黄芪（见党参、黄芪药对）。防风（见荆芥、防风药对）。

【配伍机制】黄芪为补气要药，能升阳举陷、固表止汗、益气通络。防风为风药中之润剂、风病之主药，外可祛风除湿以解表邪，内可疏散大肠之风而止风泻。二药相配，一固表、升阳，一疏散、疏风，散中寓补，补中兼疏，黄芪得防风不虑其恋邪，防风得黄芪不虑其发散而搜邪太过。

【临床应用】

（1）表虚诸证。肺卫气虚自汗，症见汗出恶风、面色㿠白、脉浮虚，常配伍白术同用，以益卫固表，如玉屏风散（《医方类聚》）；治小儿无端自汗，如玉屏风散（《笔花医镜》）；常服此药对亦可预防感冒。

（2）久泻，肛门有下坠感，属肠风日久，气虚下脱者，用此药对以升阳祛风，如黄芪防风汤（《医林改错》），亦可加升麻、南沙参同用。

（3）下痢后伤气，清阳下陷，里急后重，配伍枳壳、木香同用，以补气升阳、祛风行气，如三奇散（《张氏医通》）。

（4）风湿痹痛，症见项臂疼痛重着、举动艰难，或手足冷痛、腰腿沉重、四肢无力，可配伍姜黄、羌活、当归、芍药、甘草，以祛风除湿、活血通络，如蠲痹汤（《杨氏家藏方》）。

（5）中风不能言，脉迟而弱，如防风黄芪汤（《古今名医方论》）。

（6）虚证腰痛，配伍白术同用，以益气祛风止痛。

现代临床中上呼吸道感染、自主神经功能紊乱、直肠脱垂、风湿性关节炎、急性腰扭伤等疾病亦可参考治疗。

【用法用量】黄芪 10~15g，防风 6~10g。水煎服。

【按语】黄芪、防风配伍，选自《丹溪心法》玉屏风散。治气虚表弱而自汗不止者，风邪久留而不散者亦宜。《医方考》："黄芪得防风而功愈大，乃相畏而相使者也。"王晋三《绛雪园古方选注》曰："黄芪性钝，防风性利。钝者受利者之制耳。惟其受制，乃能随防风以周卫于身，而固护表气。"防风、黄芪各等份，《医宗金鉴》谓之防风黄芪汤，治中风不能言、脉迟而弱者。《删补名医方论》曰："夫风者，百病之长也。邪风之至，急如风雨，善治者治皮毛，故用防风以驱逐表邪。邪之所凑，其气必虚，故用黄芪以鼓舞正气。黄芪得防风，其功愈大者，一攻一补，相须相得之义也。"

黄芪合防风能固卫疏表，即所谓黄芪得防风则固表而不留邪，防风得黄芪则祛邪而不伤正。二药合用，功在防御外邪之入侵，《删补名医方论》曰："邪之所凑，其气必虚，故治风者，不患无以驱之，而患无以御之……去者自去，来者自来，邪气留连，终无解期矣。"现代研究发现，黄芪含有干扰素，能增强人体免疫功能，此正与前人所述功效相应。

黄芪　山药

【单味功用】黄芪（见党参、黄芪药对）。

山药为薯蓣科植物薯蓣的干燥根茎。主产于河南，湖南等地亦产。一般认为河南焦作、济源、新乡一带（明清时期之怀庆府）所产者品质最佳，有"怀山药"之称。霜降后采挖，刮去粗皮，晒干或烘干，为"毛山药"，或再加工为"光山药"。润透，切厚片，生用或麸炒用。味甘，性平。归脾、肺、肾经。本品能补脾益气、滋养脾阴，多用于脾气虚弱或气阴两虚证，症见消瘦乏力、食少便溏，或脾虚不运，湿浊下注之带下。但其"气轻性缓，非堪专任"，用于治疗气虚重证，常嫌力量不足。本品又能补肺气，兼能滋肺阴，但补肺之力较和缓；还能补肾气，兼能滋养肾阴。本品既补脾、肺、肾之气，又补脾、肺、肾之阴，常与黄芪、天花粉、知母等品同用，如玉液汤（《医学衷中参西录》）。

【配伍机制】黄芪甘温，能补气升阳、利水消肿，而偏于补脾阳；山药甘平，能补脾养肺、益肾固精、养阴生津，而偏于补脾阴。二药伍用，一阴一阳，阴阳相合，相互促进，具有健脾补肾、益气生津、涩精止遗之功。

【临床应用】

（1）消渴之气阴两虚证。

（2）脾胃气虚，症见体倦、乏力、便溏等。

【用法用量】黄芪10~30g，山药10~30g。水煎服。

【按语】黄芪、山药配伍，系施今墨先生临证经验所得，用于降低尿糖。取黄芪补中益气、升阳、实腠理之功，与山药之益气阴、固肾精相合，相互为用，以益气生津、健脾补肾、涩精止遗，使尿糖转为阴性。近年来，祝谌予教授又有新的体会，因山药含淀粉多，故应用时将山药易为生地黄。生地黄用量为30g，便溏者酌减。

熟地黄　当归

【单味功用】熟地黄为玄参科植物地黄的干燥块根，经加工炮制而成。通常以酒、砂仁、陈皮为辅料，反复蒸晒，至内外色黑油润，质地柔软黏腻。切片用，或炒炭用。味甘，性微温。归肝、肾经。本品甘温质润，补阴益精以生血，为养血补虚之要药；质润入肾，善滋补肾阴，填精益髓，为补肾阴之要药。古人谓之"大补五脏真阴""大补真水"。此外，熟地黄炭能止血，可用于崩漏之血虚出血证。

当归为伞形科植物当归的干燥根。味甘、辛，性温。归心、肝、脾经。本品辛甘温润，甘温和血，辛温散寒，为血中气药。既能补血养血，又能柔肝止痛、活血止痛，用于治疗血虚所致头昏目眩、心悸乏力、月经过少、月经后期、闭经、痛经，以及跌打损伤、风湿痹痛、疮疡肿痛等。现代临床中亦可用于治疗冠心病心绞痛、血栓闭塞性脉管炎、浅部血栓性静脉炎等疾病。另外，本品还能养血润燥、滑肠通便，用于治疗阴血亏虚所致便秘。

【配伍机制】熟地黄味厚而质体滋腻，专于补血气、滋肾水、益真阴。当归甘润、辛散，气轻而辛，于补血中又能行血，使补中有动。熟地黄专于守补，当归兼能行散，二药相伍，动静结合，补而不过于滋腻郁滞，行而不致伤正伐虚。且熟地黄能补肾纳气、降喘逆，当归亦能止咳逆。二药配伍，则补血滋阴、益肾平喘之功益彰。

【临床应用】

（1）血虚头晕。

（2）冲任脉虚所致胎动不安。

（3）便秘，属阴血亏虚证者。

（4）月经不调，痛经，崩漏，属冲任脉虚者。

（5）虚喘久咳。

现代临床中月经稀发、痛经、异常子宫出血、先兆流产、慢性支气管炎、肺气肿等疾病亦可参考治疗。

【用法用量】熟地黄6~10g，当归6~10g。水煎服。

【按语】以熟地黄治喘，首推张景岳用之最善，所谓益肾纳气、金水相生之理也。当归治咳喘则用之者较少，施今墨先生治久咳、久喘者，常于咳喘方药之中加当归一味而建奇功。盖《神农本草经》云："主咳逆上气。"苏子降气汤亦以当归为佐，则当归治咳喘，古人有明训矣。

熟地黄　山茱萸

【单味功用】熟地黄（见熟地黄、当归药对）。

山茱萸为山茱萸科植物山茱萸的干燥成熟果肉。主产于浙江、安徽、河南、陕西、山西等地。秋末冬初采收，用文火烘焙或置沸水中略烫，及时挤出果核，晒干或烘干用。味酸、涩，性微温。归肝、肾经。本品质润，其性温而不燥、补而不峻，补益肝肾，既能益精，又可助阳，为平补阴阳之要药；入于下焦，又能补肝肾、固冲任以止血；能收敛止汗、固涩滑脱，为防治元气虚脱之要药。此外，本品亦治消渴，多与生地黄、天花粉等同用。

【配伍机制】熟地黄滋阴养血，益精填髓，大补肾中元气；山茱萸补益肝肾，收敛元气，振作精神，固涩滑脱。熟地黄以补为主，山茱萸以敛为要。二药相合，一补一敛，强阴益精，大补元气，治消渴之肝肾阴虚证甚妙。

【临床应用】

（1）消渴之肝肾阴虚证。

（2）久病虚弱诸症。

【现代研究】熟地黄有抗炎、降血糖作用；可能有皮质激素样免疫抑制作用，但与外源性皮质激素不同，不会导致肾上腺皮质萎缩。

【用法用量】熟地黄 6~10g，山茱萸 6~10g。水煎服。

【按语】熟地黄、山茱萸配伍，为李介鸣教授所创。山萸肉强阴益精、安五脏，与熟地黄参合，谓之"代参汤"，可大补元气，对于久病虚弱者，其效更佳，用于治疗糖尿病亦有良效。

张锡纯谓："熟地黄，其性微温，甘而不苦，为滋阴补肾主药。治疗阴虚发热，阴虚不纳气作喘，劳瘵咳嗽，肾虚不能滤水，小便短少，积成水肿，以及各脏腑阴分虚损者，熟地黄皆能补之。"又云："山萸肉，味酸性温，大能收敛元气，振作精神，固涩滑脱。因得木气最浓，收涩之中兼具条畅之性，故又通利九窍，流通血脉，治疗肝虚自汗，肝虚胁疼腰疼，肝虚内风萌动，且敛正气而不敛邪气，与他酸敛之药不同，是以《神农本草经》谓其逐寒湿痹也。"

盖元气者，元阴元阳也。熟地黄、山茱萸配伍，元阴元阳俱补，若与炒黄山药（方鸣谦老师云：炒黄山药有人参之功）、党参合用，其效更著。

第六章　补益药对

47

山药　白扁豆

【单味功用】山药（见黄芪、山药药对）。

白扁豆，又叫扁豆，为豆科植物扁豆的干燥成熟种子。味甘，性微温。归脾、胃经。本品甘温和缓，补脾和胃而不滞腻，清暑化湿而不燥烈，为和中健脾、清暑化湿、利尿止泻之品，用于治疗脾胃虚弱之纳差、便溏、腹泻、女子带下，以及暑湿所致头痛、恶寒、烦躁、口渴欲饮、呕吐腹泻等（与夏季常见的急性胃肠炎、消化不良，以及感冒引起的胃肠功能紊乱相似）。

【配伍机制】山药、白扁豆同为补气健脾之品。山药性平不燥，补脾气，益胃阴，且作用和缓、补而不滞。白扁豆性温和，味甘而气清，与脾性最合，于健脾益气之中又有和中化湿之功，补脾而不碍脾运，化湿而不燥胃阴。山药偏于补脾益阴，白扁豆善于和中化湿。二药同用，相须相助，补脾以促化湿，化湿更助脾运，共奏调补脾胃、和中化湿之功。

【临床应用】

（1）脾胃虚弱之食欲不振、倦怠无力、泄泻日久等。

（2）带下病，属脾胃气虚者。

【用法用量】山药 10~30g，白扁豆 10~15g。水煎服。

【按语】本药对属平补之剂，以大病后脾胃虚弱，需用补剂调养而又恐虚不受补者为宜。山药、白扁豆为补益脾胃、治疗虚弱诸症之佳品，亦可与米（大米、小米、粳米）煮稠食之。

女贞子　墨旱莲

【单味功用】女贞子，又名女贞实、冬青子，为木犀科植物女贞的干燥成熟果实。本品凌冬青翠不凋，有贞守之操，故得女贞之名。味甘、苦，性凉。归肝、肾经。本品能滋养肝肾、强健筋骨、乌须黑发，治肝肾不足之头晕、耳鸣、腰膝酸软、头发早白等症，又治阴虚阳亢所引起的头昏、目眩、耳鸣等症。另外，现代临床中还可用其治疗早期老年性白内障等眼科疾病，证属肝肾阴虚者。

墨旱莲为菊科植物鳢肠的干燥地上部分。其草结实如小莲房，生于旱地，且取鲜品搓揉其茎叶有黑汁流出，故而得名。味甘、酸，性寒。归肝、肾经。本品能益肾养血、乌须黑发，治肝肾阴亏所引起的头昏目眩、牙齿松动、须发早白等症；又能凉血止血，用于治疗肝肾阴虚、肝火亢盛所引起的吐血、咯血、尿血、便血（包括急性出血性肠炎等）、血痢、崩漏下血（包括异常子宫出血等）及眼底出血等多种出血性病症。

【配伍机制】女贞子甘苦性凉，长于益肝肾之阴、乌须明目，滋而不腻，补中兼清。墨旱莲甘酸性寒，亦为清补肝肾、乌须发之品，兼能凉血止血。二者配伍，相须为用，顺应阴阳，滋阴力强，能育阴平阳，肝肾不足，体虚有热诸症均可应用。

【临床应用】

（1）肝肾阴亏，血不上荣所致头昏目眩、失眠健忘、腿软无力等症。

（2）头发早白，证属肝肾不足者。

（3）阴虚火旺，迫血妄行所致鼻衄、齿衄、咯血、尿血、便血、崩漏下血等。

现代临床中神经衰弱、顽固性皮炎、血小板减少性紫癜、产后出血，以及各种慢性病恢复期均可参考治疗。

【现代研究】女贞子有调节免疫功能、强心、利尿、抗衰老等作用。墨旱莲有提高免疫功能、护肝、增加冠状动脉血流量等作用。

【用法用量】女贞子 6~10g，墨旱莲 6~10g。水煎服。

【按语】女贞子、墨旱莲配伍，名曰二至丸，出自《证治准绳》。以女贞子、墨旱莲各等份，炼蜜为丸，每次服 10g，每日服 2 次。治肝肾阴虚，症见口苦咽干、头晕目眩、失眠多梦、遗精体倦者，也可治鼻衄、齿衄、阴虚吐血。据施今墨先生经验，以此二药参合，治神经衰弱及慢性虚弱性疾病，证属肝肾阴虚者，疗效颇著。

龟甲胶　鹿角胶

【单味功用】龟甲胶为龟甲熬制成的固体胶。味甘、咸，性凉。归肝、肾、心经。本品功专滋阴、补血、止血，用于治疗阴虚血亏、骨蒸劳热、吐血衄血、烦热惊悸、肾虚腰痛、足膝痿弱、崩漏带下，以及失眠健忘、遗精早泄等症。

鹿角胶为鹿角熬制成的固体胶。味甘、咸，性温。归肝、肾经。本品既能补肾阳、生精血，用于治疗肾气不足之虚劳羸瘦、腰膝无力、阳痿、滑精等症；又能补阳益阴、活血止血，用于治疗吐血、衄血、尿血、崩漏、带下等症。

【配伍机制】龟甲胶滋阴潜阳，益肾健骨；鹿角胶补肾阳，生精血。古人有云："鹿得天地之阳气最全，善通督脉，足于精者，故能多淫而寿；龟得天地之阴气最浓，善通任脉，足于气者，故能伏息而寿。"二药相须配伍，一阴一阳，一动一静，阴阳双补，阳得阴以化，阴得阳以生，能通调任督二脉，大补肾阴肾阳，疗虚扶羸。

【临床应用】

（1）阴阳、精血虚损所致腰膝酸痛、头晕耳鸣、遗精滑精、阳痿、男子不育、女子不孕等，可配伍人参、枸杞子、熟地黄、阿胶同用。

（2）劳伤冲任，肾气不固所致崩漏，症见骤然下血、先红后淡、面色淡白、气短神疲、舌淡苔薄、脉大而虚，可配伍党参、黄芪、熟地黄、枸杞子、山药、阿胶等。

（3）脾肾阳虚型难治性肾病综合征，临床表现为血浆蛋白低、浮肿、尿少、尿蛋白多、抵抗力差、易于感染、久治难愈，可配伍黄芪、茯苓、白术、车前子、麻黄等。

现代临床亦可用于治疗再生障碍性贫血、慢性血小板减少性紫癜、骨质疏松等疾病。

【现代研究】龟甲胶能提高免疫功能，升高白细胞水平、淋巴细胞转化率和血清 IgG 水平，有抗衰老作用。鹿角胶有补血、抗疲劳、提高免疫功能的作用；可促进钙的吸收，使血钙水平小幅度升高，钙能降低毛细血管通透性，使渗出减少，从而发挥抗炎作用。

【用法用量】龟甲胶 3~9g，鹿角胶 3~6g。炖化，白开水送服，或入丸、散服。

【使用注意】血分有热，胃火亢盛，外感热病者忌用。孕妇慎用。

【按语】鹿角胶与龟甲胶配伍，出自《证治准绳》龟鹿二仙胶，即此二味加人参与枸杞子，主治各种精亏髓少证。施今墨先生善用此药对加阿胶，以疗虚扶羸，治疗癫痫、血小板减少及女子崩中漏下等病症，临床疗效显著。

仙茅　淫羊藿

【单味功用】仙茅为石蒜科植物仙茅的干燥根茎。味辛，性热。有毒。归肾、脾、肝经。本品既能补命门之火而兴阳事，用于治疗肾阳不足，命门火衰所引起的阳痿精冷、小便频数或遗尿等症；又能益肾阳、温脾阳、促运化，用于治疗脾肾阳虚所引起的脘腹冷痛、食欲不振、大便溏薄或泄泻等症；还能补肾阳、强筋骨、祛寒湿、止疼痛，用于治疗肾阳不足，筋骨不健所致腰膝冷痛、四肢无力，以及寒湿痹痛、筋脉拘急等症。另外，在临床中还可用于治疗女性围绝经期高血压。

淫羊藿为小檗科植物淫羊藿、箭叶淫羊藿、柔毛淫羊藿或朝鲜淫羊藿的干燥叶。主产于陕西、辽宁、山西、湖北、四川等地。夏秋茎叶茂盛时采收，晒干，切碎。生用或以羊脂油炙用。味辛、甘，性温。归肾、肝经。本品燥烈，长于补肾壮阳，单用有效，亦可与其他补肾壮阳药同用。单用本品浸酒服，可益男子阳道，理腰膝冷痛，如淫羊藿酒（《食医心镜》）；与肉苁蓉、巴戟天、杜仲等同用，可治肾虚阳痿、遗精等，如填精补髓丹（《丹溪心法》）。本品辛温散寒，祛风胜湿，入肝肾，强筋骨，可用于治疗风湿痹痛、筋骨不利及肢体麻木，常与威灵仙、苍耳子、川芎、肉桂同用，即仙灵脾散（《太平圣惠方》）。此外，在临床中对于肾阳虚之喘咳及女性围绝经期高血压，亦有较好疗效。

【配伍机制】仙茅辛热燥烈，既善补命门而兴阳道，又能除寒湿而暖腰膝，故有温肾壮阳、祛寒除湿之功，用于阳痿精冷、筋骨痿软、腰膝冷痛及风湿久痹；又能温阳止泻，用于阳虚冷泻。淫羊藿甘温能温肾壮阳，辛温可祛风除湿，既能内壮肾阳而强筋健骨，又能外散风湿而通痹止痛，适用于肾阳虚之男子阳痿、女子不孕及风寒湿痹等病证。二药合用，相得益彰，温肾壮阳、祛风除湿之力强。

【临床应用】

（1）阳痿、少精子症、不孕症等疾病，属下元虚寒者，常配伍鹿茸、菟丝子等。

（2）阴虚火旺所致眩晕耳鸣、面赤、腰膝酸软，以及女性围绝经期综合征、围绝经期高血压、闭经等，宜配伍知母、黄柏。

（3）风寒湿痹兼肾阳虚者，可配伍熟地黄、山药、鹿角霜等。

（4）无外邪的各种疾病而有神疲怠惰表现者，可配伍仙鹤草。

现代临床常用于治疗风湿性关节炎、类风湿关节炎、男性不育症、女性不孕症及围绝经期综合征等。

【现代研究】仙茅可延长实验动物的平均存活时间；仙茅醇浸剂可明显提高小鼠腹腔巨噬细胞吞噬率和吞噬指数；仙茅水煎液可明显增加大鼠垂体前叶、卵巢和子宫重量，卵巢人绒毛膜促性腺激素／黄体生成素受体复合物特异性结合能力明显提高。

淫羊藿能增强下丘脑－垂体－靶腺（性腺、肾上腺、胸腺）轴功能；淫羊

51

藿提取液能影响阳痿模型小鼠 DNA 合成；淫羊藿水煎剂在多项动物实验中均表现出具有降压作用。

【用法用量】仙茅 6~10g，淫羊藿 6~15g。水煎服。

【使用注意】药性燥热，有伤阴之弊，故阴虚火旺者忌用；相火易动，阳强易举者忌用。

【按语】淫羊藿与仙茅配伍，出自《中医方剂临床手册》中的二仙汤，是上海中医药大学附属曙光医院治疗围绝经期综合征的专方，可治围绝经期综合征之阴阳两虚证。

桑寄生　杜仲

【单味功用】桑寄生为桑寄生科植物桑寄生的干燥带叶茎枝。味苦、甘，性平。归肝、肾经。本品得桑之余气而生，质厚而柔，不寒不热，为补肾、补血之要剂。既可补肝肾、祛风湿、强筋骨、利关节，用于治疗肝肾不足所致风湿痹痛，症见腰膝酸痛、筋骨痿软者；又能补肝肾以平肝降压，用于治疗高血压、冠心病，证属肝肾不足，阴虚阳亢者，症见头痛、眩晕、耳鸣、心悸；还能补肝肾、养血安胎、固冲止崩，用于治疗肝肾虚损，冲任不固所引起的胎动不安、胎漏、崩漏等症。此外，在临床中亦可用于治疗脊髓灰质炎后遗症、皮肤干燥症（肌肤甲错）等疾病。

杜仲为杜仲科植物杜仲的干燥树皮。味甘，性温。归肝、肾经。本品既能补肝肾、强筋骨、益精气、强肾志，用于治疗肝肾不足，精气亏损所引起的腰膝酸痛、筋骨痿软，以及小便频数、阳痿等症；又能补肝肾、降血压，用于治疗高血压，证属肝肾两虚，症见头昏、耳鸣、阳痿、夜间多尿者；还可补肾安胎，用于治疗肾虚下元不固之胎漏、妊娠腹痛、胎动欲坠等症。

【配伍机制】桑寄生、杜仲均能补肝肾、强筋骨、安胎，但杜仲补益力较强，桑寄生兼能祛风湿、除痹痛。二药合用，使补肝肾、强筋骨、安胎之力倍增。

【临床应用】

（1）肾虚腰痛或痹证日久累及肝肾，见腰膝酸软者，常配伍鹿茸、牛膝、独活等同用，如寄生散（《外台秘要》）。兼有风湿者，可配伍独活、细辛、防风、秦艽、牛膝、当归、芍药、茯苓、肉桂、人参、甘草同用，以祛风湿、止痹痛、益肝肾、补气血，如独活寄生汤（《备急千金要方》）。

（2）胎漏下血、胎动不安。肝肾不足，冲任不固之胎漏下血、腰腹酸疼、胎动不安者，可配伍人参、白术、茯苓、大枣同用，以补气益肾，如所以载丸（《女科要旨》）。血虚胎漏，可配伍党参、鸡血藤、白术、当归、山茱萸、黄芩同用，或配伍艾叶、阿胶、续断等养血补肾、安胎止血药同用。

【现代研究】杜仲具有加强细胞内物质代谢、延缓肌肉与骨骼老化的作用。

【用法用量】桑寄生 15~30g，杜仲 6~10g。水煎服。

人参　附子

【单味功用】人参为五加科植物人参的干燥根和根茎。主产于吉林、辽宁、黑龙江，以吉林抚松县产量最大、质量最好，称吉林参。野生者名"山参"；栽培者称"园参"，园参一般应栽培 6~7 年后收获。鲜参洗净后干燥者称"生晒参"；蒸制后干燥者称"红参"；加工断下的细根称"参须"。山参经晒干称"生晒山参"。切片或粉碎用。味甘、微苦，性微温。归肺、脾、心、肾经。其功效主治如下：①本品能大补元气、复脉固脱，为拯危救脱之要药，适用于因大汗、大泻、大失血，或大病、久病所致元气虚极欲脱，症见气短神疲、脉微欲绝的危重证候，单用有效，如独参汤（《景岳全书》）。若气虚欲脱，兼见汗出、四肢逆冷，应与回阳救逆之附子同用，以补气固脱、回阳救逆，如参附汤（《正体类要》）。若气虚欲脱，兼见汗出身暖、渴喜冷饮、舌红干燥，本品兼能生津，常与麦冬、五味子配伍，以补气养阴、敛汗固脱，如生脉散（《内外伤辨惑论》）。②本品为补肺要药，可改善气短喘促、懒言声微等肺气虚衰症状。治肺气咳喘、痰多者，常与五味子、苏子、杏仁等药同用，如补肺汤（《备急千金要方》）。③本品亦为补脾要药，可改善倦怠之力、食少便溏等脾气虚衰症状。因脾虚不运常兼湿滞，故常与白术、茯苓等健脾利湿药配伍，如四君子汤（《太平惠民和剂局方》）。若脾气虚弱，不能统血，而致长期失血，本品又能补气以摄血，常与黄芪、白术等补中益气之品配伍，如归脾汤（《济生方》）。若脾气虚衰，气虚不能生血，而致气血两虚，本品还能补气以生血，可与当归、熟地黄等药配伍，如八珍汤（《正体类要》）。④本品又能补益心气，可改善心悸怔忡、胸闷气短、脉虚等心气虚衰症状，并能安神益智，治疗失眠多梦、健忘，常与酸枣仁、柏子仁等药配伍，如天王补心丹（《摄生秘剖》）。⑤本品还有补益肾气作用，不仅可用于治疗肾不纳气之短气虚喘，还可治疗肾虚阳痿。治虚喘，常与蛤蚧、五味子、胡桃等药同用。治肾阳虚衰，肾精亏虚之阳痿，则常与鹿茸等补肾阳、益肾精之品配伍。⑥本品还可用于治疗热病气虚津伤之口渴及消渴证。热邪易伤津耗气，对于热病气津两伤而见口渴、脉大无力者，本品既能补气，又能生津。治热伤气津者，常与知母、石膏同用，如白虎加人参汤（《伤寒论》）。消渴一病，病位在肺、脾（胃）、肾，病机主要是阴虚与燥热，往往出现气阴两伤。而人参既能补益肺、脾、肾之气，又能生津止渴，故常用于治疗消渴。⑦本品还有扶正祛邪之效，常与解表药、攻下药等祛邪药配伍，用于气虚外感或里实热结之邪实正虚证。

附子（见麻黄、附子药对）。

【配伍机制】 人参甘温，大补元气而固后天，且力宏而迅疾，可回元气于垂绝，却虚邪于俄顷。附子辛甘而大热，温补元阳而大扶先天，且禀雄壮之质，善走行而引人参通行十二经，挽元阳于散失，救厥逆于瞬间。二药合用，辛甘助阳，上助心阳，中益脾阳，下补肾阳，且附子得人参则回阳而无燥烈伤阴之弊，人参得附子则补气而兼温养之功。

【临床应用】

（1）元气虚脱证。

（2）脾胃阳虚，寒湿内盛所致脘腹冷痛、大便溏泻，配伍白术、干姜、甘草同用，以温阳散寒、益气健脾，如附子理中汤（《太平惠民和剂局方》）。

（3）肾消，症见饮水无度、腿膝瘦细、小便白浊者，配伍青黛、楮叶同用，以补气温阳，兼清虚热，如参附汤（《圣济总录》）。

（4）虚喘。

（5）虚寒久痢。若久痢不愈，脾胃虚寒，寒湿滞留肠中，症见下痢色白、清稀而腥、脐腹冷痛、脉迟苔白者，可配伍丁香、生姜、大米同用，以温中散寒、益气健脾，如加味参附汤（《校注妇人良方》）。若久痢不愈，阳气虚脱，症见下痢、呕吐不食、手足厥逆，可配伍肉豆蔻、生姜、大枣同用，以益气回阳、涩肠止痢，如参附汤（《世医得效方》）。

【现代研究】 人参有抗休克、强心、提高抗应激能力、调节中枢神经系统兴奋性、抗疲劳、促进蛋白质合成、增强免疫功能、抗炎等作用。

【使用注意】 人参不宜与藜芦、五灵脂同用。

【用法用量】 人参6~10g，以党参30~60g代之亦可；附子6~10g。水煎服。

【按语】 人参、附子配伍，名曰参附汤，出自《妇人大全良方》，能回阳、益气、固脱。治元气大亏，阳气暴脱，症见手足逆冷、汗出、呼吸微弱、脉微等。盖二药相须为用，有上温心阳、下补命火、中助脾土之功。正如《删补名医方论》云："补后天之气，无如人参，补先天之气，无如附子，此参附汤之所由立也……二药相须用之得当则能瞬息化气于乌有之乡，顷刻生阳于命门之内，方之最神捷者也。"《医学衷中参西录》载："又张致和曾治一伤寒坏证，势近垂危，手足俱冷，气息将断。用人参一两，附子一钱，于石锅内煎至一碗，新汲水浸之冰冷，一服而尽。少顷病患汗出，鼻梁尖上涓涓如水。盖鼻梁应脾，若鼻端有汗者可救，以土在人身之中周遍故也。"人参、附子的用量，以2：1最优。

杜仲 续断

【单味功用】杜仲（见桑寄生、杜仲药对）。

续断，又名川断，为川续断科植物续断的干燥根。味苦、辛，性微温。归肝、肾经。本品既能补肝肾、强筋骨、通血脉、止疼痛，用于治疗肝肾不足，血脉不利所引起的腰腿疼痛、足膝无力，以及风湿痹痛、筋骨拘急等症；又有补肝肾、固冲任之功，用于治疗冲任不固所引起的月经过多、崩漏、腰痛、腹痛，以及妊娠下血、胎动不安等症。此外，还能通利血脉、疏通关节、接骨疗伤，用于治疗跌打损伤所引起的腰膝、四肢关节肿痛等症。

【配伍机制】杜仲、续断同入肝、肾二经，皆有补肝肾、强筋骨、安胎之功。然而杜仲甘温，偏入肾经气分，长于补养；续断味苦质重，偏入肾经血分，长于活血通络。二药同用，相须配伍，可增强补肝肾、强腰膝、固冲任、安胎之功。

【临床应用】

（1）肾虚腰腿痛，筋骨痿软者，可配伍补骨脂、木瓜、萆薢、牛膝同用，以补肾强筋骨，如续断丸（《扶寿精方》）。若足底疼痛，可配伍狗脊治疗。

（2）骨折伤筋后期，气血不足，筋骨不利者，宜配伍当归、白芍、川芎、生地黄、红花、牡丹皮、牛膝同用，以补血活血、强筋壮骨，如壮筋养血汤（《伤科补要》）。

（3）肝肾亏虚之崩漏，伴见腰膝酸软者，可配伍党参、熟地黄、炮姜炭、鹿角霜、十灰散等同用，以补肝肾、固冲任、止崩漏，如复方十灰散（《蒲辅周医案》）。

（4）肝肾亏虚之胎漏、胎动不安，症见下血、腹痛、腰酸，可配伍大枣同用，以补肝肾、安胎元，如杜仲丸（《重订严氏济生方》）。

（5）肝肾不足，气血两虚，胎元不固所致滑胎，可配伍菟丝子、熟地黄、阿胶、鹿角霜、炒白术、枸杞子、巴戟天、当归、砂仁、大枣同用，以补益肝肾气血，如补肾固冲丸（《古今名方》）。

【**用法用量**】杜仲 6~9g，炒用疗效较生用佳；续断 9~15g，治疗崩漏下血宜炒用。水煎服。

【**按语**】杜仲与续断配伍，出自《赤水玄珠》杜仲丸，该方主要用于治疗妊娠腰背痛者。后世治疗腰膝酸软的方剂大都包括此药对。

枸杞子　菊花

【**单味功用**】枸杞子为茄科植物宁夏枸杞的干燥成熟果实。味甘，性平。归肝、肾经。本品质体柔润多液，是补养肝、肾、冲、督精血之品。功擅补阴壮水、滋水涵木，以治肝肾不足，精血亏损所引起的腰膝酸软、头昏耳鸣、遗精滑泄，以及肝肾不足，精血不能上荣于目所引起的眼目昏花、视力减退，如早期老年性白内障。此外，本品对肝脏尚有保护作用，可用于治疗慢性肝炎、肝硬化，证属阴虚者；还可用于消渴、虚劳咳嗽。

菊花（见桑叶、菊花药对）。

【**配伍机制**】枸杞子甘平，有滋补肝肾、益精明目之功。菊花甘苦而凉，本为疏风解表之剂，然又有清肝明目之力，为眼科要药。《本草正义》云："惟菊花之清苦泄降能收摄虚阳而归纳于下，故为目病要药。"枸杞子补肝益精而治本，菊花清肝平肝而治标，二者一补一清，合而用之则标本兼顾，有良好的益肝明目作用。

【**临床应用**】

（1）肝肾不足，精血不能上济于目所致眼目昏花、视物模糊。偏阴虚者，常与六味地黄丸合用；兼肾阳虚者，可配伍肉苁蓉、锁阳；亦可用于肝肾亏虚，精血虚损，目窍萎闭之青盲。

（2）肝肾不足，肝阳上亢之眩晕，可配伍菟丝子、天麻等；亦可用于肝阳化风，夹痰上扰之证，可配伍半夏、白术、泽泻、茯苓等。

现代临床多用于治疗原发性高血压、白内障等疾病。

【**现代研究**】枸杞子能够调节免疫功能、提高血睾酮水平，促进造血功能、增加白细胞数量，抗衰老，降压，保肝、抗脂肪肝。

【**用法用量**】枸杞子 10~15g，菊花 6~10g。水煎服。

【**使用注意**】肝火上炎之目赤肿痛者忌用。

【**按语**】枸杞子、菊花配伍，出自《医级》杞菊地黄丸。治肝肾阴虚所致头昏目眩、迎风流泪、久视昏暗、眼干涩痛等症。

第七章

理气药对

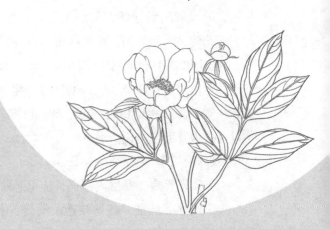

麻黄　杏仁

【单味功用】麻黄（见麻黄、桂枝药对）。

杏仁为蔷薇科植物山杏、西伯利亚杏、东北杏或杏的干燥成熟种子。主产于我国东北、华北、西北。夏季采收成熟果实，除去果肉及核壳，晾干，生用或炒用。味苦，性微温。有小毒。归肺、大肠经。本品主入肺经，味苦降泄，肃降兼宣发肺气而能止咳平喘，为治咳喘之要药，随证配伍可治多种咳喘病证：若风寒咳喘，胸闷气逆，配麻黄、甘草，以散风寒宣肺平喘，如三拗汤（《伤寒论》）；若风热咳嗽，发热汗出，配桑叶、菊花，以散风热宣肺止咳，如桑菊饮（《温病条辨》）；若燥热咳嗽，痰少难咯，配桑叶、贝母、沙参，以清肺润燥止咳，如桑杏汤（《温病条辨》）、清燥救肺汤（《医门法律》）；肺热咳喘，配石膏等以清肺泄热、宣肺平喘，如麻杏石甘汤（《伤寒论》）。本品质润多脂，味苦而下气，故又能润肠通便，常配柏子仁、郁李仁等同用，如五仁丸（《世医得效方》）。此外，本品外用，可治蛲虫病、外阴瘙痒。

【配伍机制】麻黄与杏仁同入肺经，麻黄善于宣畅肺气，杏仁长于宣降肺气，二者伍用可宣肺降气、调畅气机。肺主宣发和肃降，宣降相宜则肺气和顺，二药一宣一降，相辅相成，正合肺之机宜，止咳平喘作用显著，故前人有"麻黄以杏仁为臂助"之说。

【临床应用】

（1）风寒客表，寒饮内停证，症见恶寒发热、无汗、喘咳、痰多而稀。

（2）风热袭肺证，症见咳逆、气促、咽喉肿痛、流涕、苔薄白或黄，多与清肺之品配伍应用。

【现代研究】麻黄所含麻黄碱对支气管平滑肌有明显的松弛作用，特别是在支气管痉挛时作用更为显著。杏仁具有抑制呼吸中枢的作用。

【用法用量】麻黄 6~10g，多炙用；杏仁 6~10g。水煎服。

【按语】麻黄、杏仁配伍应用常见于三拗汤、麻黄汤、麻黄杏仁石膏甘草汤、厚朴麻黄汤、大青龙汤、续命汤、文蛤汤、桂枝二麻黄一汤、桂枝麻黄各半汤、麻黄连翘赤小豆汤、文蛤汤。临床应用其他方剂时，也常配伍麻黄、杏仁药对以调畅肺之气机。例如，焦树德常于二陈汤、三子养亲汤中加上麻黄、杏仁治疗痰湿阻肺之咳喘，每获良效。邵志刚常将此二味用于方药中治疗中风偏枯，所谓益肺之宣发肃降、主治节之功能。

枳实　白术

【单味功用】枳实为芸香科植物酸橙及其栽培变种或甜橙的干燥幼果，主产于四川、江西、福建、江苏等地。5月至6月间采集自落的果实，自中部横切为两半，晒干或低温干燥，较小者直接晒干或低温干燥。用时洗净、闷透，切薄片，干燥。生用或麸炒用。味苦、辛、酸，性微寒。归脾、胃经。本品辛行苦降，善破气除痞、消积导滞、能行气化痰以消痞，破气除满而止痛，治胸阳不振、痰阻胸痹之胸中满闷、疼痛，多与薤白、桂枝、瓜蒌等同用，如枳实薤白桂枝汤（《金匮要略》）；治痰热结胸，可与黄连、瓜蒌、半夏同用，如小陷胸加枳实汤（《温病条辨》）；治心下痞满，食欲不振，可与半夏曲、厚朴等同用，如枳实消痞丸（《兰室秘藏》）。本品善破气行滞而止痛，治疗气血阻滞之胸胁疼痛，可与川芎配伍，如枳芎散（《济生方》）；若属寒凝气滞，可配桂枝，如桂枳散（《普济本事方》）。本品行气以助活血而止痛，可与芍药等份为末服用，用治产后瘀滞腹痛、烦躁，如枳实芍药散（《金匮要略》），或与当归、益母草同用。此外，本品尚可用治胃扩张、胃下垂、子宫脱垂、脱肛等，单用或配伍补中益气之黄芪、白术等同用。

白术为菊科植物白术的干燥根茎。主产于浙江、湖北、湖南等地，以浙江於潜产者最佳，称为"於术"。冬季采收，烘干或晒干，除去须根，切厚片，生用或土炒、麸炒用。味甘、苦，性温。归脾、胃经。本品以健脾燥湿为主要作用。脾主运化，若脾气不足，运化失健，常可导致水湿内生。而白术既长于补气以复脾之健运，又能燥湿利尿以除湿邪，被前人誉之为"脾脏补气健脾第一要药"。本品能补脾益气，固表止汗，对于脾气虚弱、卫气不固，表虚自汗者，其作用与黄芪相似而力稍逊；能补气健脾，益气安胎，促进水谷运化以养胎，治疗脾虚胎儿失养，宜与人参、阿胶等补益气血之品配伍；可补气健脾燥湿，治疗脾虚失运、湿浊中阻之妊娠恶阻，症见呕恶不食、四肢沉重者，宜与人参、茯苓、陈皮等补气健脾除湿之品配伍；亦可补气健脾、利水消肿，治疗脾虚之妊娠水肿，亦常与健脾利水之品配伍使用。

【配伍机制】枳实辛散苦泻，破气除痞，化痰消积；白术甘温苦燥，补气燥湿健脾。二药配伍，补而不滞，消不伤正，以达健脾消积除满之效，用于脾虚之食积不消、脏器下垂等。

【临床应用】

（1）水饮为患之痞满，症见心下坚、大如盘、边如旋杯。

（2）食积所致胃脘胀痛，伴有食欲不佳、苔黄厚松浮、脉滑等。

（3）肝脾肿大，证属脾虚气滞饮停者。

（4）脏器下垂属脾胃气虚者。

现代临床中慢性胃炎、慢性支气管炎、功能性胃肠病、胃下垂、子宫脱垂、脱肛、胃扩张、肝炎、肝硬化等疾病可参考治疗。

【现代研究】枳实有缓解小肠痉挛、促进胆囊收缩、抗溃疡、兴奋子宫平滑肌等作用。白术水煎液能促进胃排空及小肠推进功能，并能防治实验性胃溃疡。白术所含的白术内酯Ⅰ具有增强唾液淀粉酶活性、促进营养物质吸收、调节胃肠道功能的作用。白术水煎液和流浸膏均有明显而持久的利尿作用。

【用法用量】枳实 5~10g，白术 10~15g。水煎服。

【按语】枳实、白术配伍，出自《金匮要略》枳术汤。治水饮停滞于胃，心下坚、大如盘、边如旋杯者。枳实、白术之用量，应于临证之际，详尽辨证，审因增减。若体壮新病，则以枳实为主，白术为辅；反之，体弱久病，脾虚胃弱，消化无力者，应以白术为主，枳实为辅。否则易伤人也。

青皮　陈皮

【单味功用】青皮为芸香科植物橘及其栽培变种的干燥幼果或未成熟果实的果皮。味苦、辛，性温。归肝、胆、胃经。本品色青气烈，辛温升散，苦温降下，可引诸药达于厥阴气分，既能疏肝和胃、消积化滞、行气止痛，用于治疗各种肝气郁滞所引起的胁肋胀痛（如慢性肝炎之肝区痛、肋间神经痛、胸膜炎等）、食积气滞、胃脘痞满疼痛等；又能消痈散结，用于治疗乳痈（乳腺炎）、乳房结块（如乳腺增生等），以及肝硬化、肝脾肿大等。

陈皮为芸香科植物橘及其栽培变种的干燥成熟果皮。主产于广东、福建、四川、浙江、江西等地。秋末冬初果实成熟时采收果皮，晒干或低温干燥。以陈久者为佳，故称陈皮。产自广东新会者称新会皮、广陈皮。切丝，生用。味辛、苦，性温。归脾、肺经。本品辛行温通，善疏理气机、调畅中焦而使之升降有序，有行气止痛、健脾和中之功，因其苦温而燥，故治寒湿中阻之气滞最宜。既能燥湿化痰，又能温化寒痰，辛行苦泄，而能宣肺止咳，为治痰之要药。若治湿痰咳嗽，多与半夏、茯苓等同用，如二陈汤（《太平惠民和剂局方》）；若治寒痰咳嗽，多与干姜、细辛、五味子等同用，如苓甘五味姜辛汤（《伤寒论》）；若脾虚失运而致痰湿犯肺，可配党参、白术同用，如六君子汤（《医学正传》）。本品辛行温通，入肺走胸，亦可行气通痹止痛，用于治疗胸痹、胸闷短气，可配伍枳实、生姜，如橘皮枳实生姜汤（《金匮要略》）。

【配伍机制】青皮其性峻烈，沉降下行，功能疏肝胆、破气滞、散结削坚止痛，而治肝郁气滞之胁痛、乳痈、寒疝腹痛等；又兼入胃，消积化滞，而治食积气滞之脘腹胀痛及气滞血瘀所致积聚痞块等。《神农本草经疏》曰："青皮，性最酷烈，削坚破滞是其所长。"陈皮辛苦而温，气芳香，辛以行气，苦以降气，又苦以燥湿、芳香化湿、温化寒湿，湿去则脾健，脾健则水湿得运，水湿得运则无以为痰，且痰去气自顺，气顺痰自消，气顺痰消则咳呕自止，故为行气健脾、燥湿化痰、降逆止呕之要药，凡脾肺气滞、痰湿内阻诸证皆可用。青皮长于疏肝破气，陈皮长于燥湿健脾；青皮长于消积化滞，陈皮长于降逆止呕。二药配伍，能调和肝脾、理气止痛、消积化滞。

【临床应用】

（1）胸胁胀痛、胃脘痛，证属肝胃不和者尤宜。怒伤肝，肝郁化火之胸胁胀痛，可配伍栀子、牡丹皮、白芍等；中焦虚寒，肝郁气滞者，可配伍人参、白术、干姜、炙甘草等；饮食积滞之呕吐、腹泻、脘腹胀痛者，可配伍山楂、神曲、麦芽。

（2）乳癖、乳核、经期乳房胀痛等。乳痈红肿疼痛，宜配伍瓜蒌、牛蒡子、天花粉、黄芩等同用。

现代临床可用于治疗胃或十二指肠溃疡、慢性胃炎、消化不良、急慢性胃肠炎、急慢性肝炎、胆囊疾病，以及急性乳腺炎、乳腺小叶增生等。

【现代研究】陈皮水煎剂对家兔、小鼠的离体肠管，以及兔、犬的胃肠运动均有直接抑制作用。

青皮挥发油对胃肠道有温和的刺激作用，能促进消化液分泌和肠内积气排出；其水煎剂能舒张肠道平滑肌，呈解痉作用。本品能舒张胆囊平滑肌，有利胆作用。

【用法用量】陈皮3~9g，青皮3~9g。水煎服。

【使用注意】气虚者及孕妇慎用。

【按语】青皮与陈皮配伍，出自《严氏济生方》强中汤，主要用于治疗脾胃阳虚、寒湿气滞证。此药对用于治疗胃脘胀满，即患者自感胃胀难消，临床疗效显著。如果合并外感风寒，则与苍术、白术，以及桂枝、肉桂同用，加之青皮与陈皮，以此三组药对治疗颇有良效。

枳实　枳壳

【单味功用】枳实（见枳实、白术药对）。

枳壳为芸香科植物酸橙及其栽培变种的干燥未成熟果实，生用或麸炒用。性味、归经、功用与枳实同，但作用较缓和，长于行气开胸、宽中除胀。

【配伍机制】枳实、枳壳系一物二种，枳实取于未成熟果实，枳壳取于成熟果实。二者功效大致类似，皆能破气散结、行气消痞。但枳实力峻，枳壳力缓。枳实性沉而主下，枳壳性浮而主上。枳实主入脾、胃，破气作用较强，能消积除痞、导滞通便；枳壳主入脾、肺，以行气宽中除胀为主。二者相须配伍，行气破结之力增强，并直通上下，使气机得畅，气下则痰喘止，气行则痞胀消，气利则后重除。

【临床应用】

（1）三焦气机壅实之证，症见纳食不消、胸腹胀满疼痛、大便不畅等。

（2）胃痛、腹胀、腹痛，属气滞者。

【现代研究】枳实和枳壳对胃肠平滑肌呈双向调节作用，既可兴奋胃肠道平滑肌，又可降低其张力。枳实、枳壳挥发油对幽门结扎大鼠胃溃疡的形成有预防作用，具有显著减少胃液分泌量及降低胃蛋白酶活性的作用。枳实挥发油还能显著减少醋酸引起的小鼠扭体反应次数，具有一定的镇痛作用。

【用法用量】枳实 6~10g，枳壳 6~10g。水煎服。

【使用注意】孕妇慎用。

【按语】祝谌予教授常将其用于治疗各种内脏下垂之症，属气虚者则可配伍柴胡、黄芪、升麻、桔梗等药，确有良效。

瓜蒌　薤白

【单味功用】瓜蒌为葫芦科植物栝楼和双边栝楼的干燥成熟果实。全国大部分地区均产，主产于河北、河南、安徽、浙江、山东、江苏等地。秋季采收，将壳与种子分别干燥。生用，或以仁制霜用。味甘、微苦，性寒。归肺、胃、大肠经。本品甘寒而润，善清肺热、润肺燥而化热痰、燥痰；能利气开郁，导痰浊下行而奏宽胸散结之效。本品能清热散结消肿，常配清热解毒药以治痈证，如治肺痈咳吐脓血，可配伍鱼腥草、芦根等；治肠痈，可配伍败酱草、大血藤等；治乳痈初起，红肿热痛，可配伍当归、乳香、没药，如神效瓜蒌散（《妇人大全良方》）。瓜蒌仁润燥滑肠，适用于肠燥便秘，常配火麻仁、郁李仁、生地黄等同用。

薤白，又名野蒜、小蒜、薤白头，为百合科植物小根蒜和薤的干燥鳞茎。味辛、苦，性温。归心、肺、胃、大肠经。本品辛散苦降，温通滑利，能宣通胸中之阳，以散阴寒之结，为治胸痹之要药。对胸阳不振，阴邪痰浊停留胸中，以致阳气不得流通，而见胸痹刺痛、痰饮胁痛、喘息咳唾、心痛彻背、短气、不得卧等症，均有良效。此外，又能下气行滞，以治痢疾之里急后重等症。

【配伍机制】瓜蒌甘寒滑润，既能上清肺胃之热而涤痰导滞，宽中利气以开胸散结，又能下滑大肠而润燥通便，尚能散结消肿。肺得清润则痰自化，胃得清润则结散中宽，大肠得清润则便自通。凡上焦郁热、痰火咳嗽、乳痈肺痈、肠燥便秘等均可用。但瓜蒌仁为寒滑之品，且其气味恶劣，故脾胃虚弱之呕吐、便溏者不宜用。

薤白辛温以散寒邪，苦温以燥痰湿，能上开胸痹，宣通胸中之阳气，以散阴寒之结，为治疗寒邪痰浊留滞胸中，阳气不得宣通之胸痹疼痛、喘息咳唾之要药；又可下行气滞，兼治痢疾里急后重。

二药皆有行气通阳之功，瓜蒌偏于降泄，薤白偏于辛散。瓜蒌得薤白，则苦寒之性去，而化痰散结、宽胸利气之功犹在；薤白得瓜蒌，则苦燥之性减，而通阳散结、行气泄浊之力增。二药配伍，一降一散，相得益彰，共畅胸中之气，奏通阳散结、行气祛痰之效。

【临床应用】

（1）胸阳不振，痰阻气滞所致胸痹，症见胸脘痞闷、胸痛彻背、咳嗽短气等，可配伍半夏、桂枝、白酒等。

（2）痰浊壅滞，肺气失宣之咳喘痰多，可配伍半夏等。

（3）胃脘痞满疼痛，属痰湿阻滞，气机不通者，不论寒热均可使用。

现代临床常用于治疗冠心病心绞痛、心律失常、心血管神经症、心肌炎、心功能不全，以及支气管哮喘、肺源性心脏病、急慢性胃炎、胃溃疡等。

【现代研究】瓜蒌所含皂苷及瓜蒌皮中总氨基酸有祛痰作用；瓜蒌注射液对豚鼠离体心脏有扩张冠状动脉的作用，对垂体后叶素引起的大鼠急性心肌缺血有明显的保护作用，并有降血脂作用。薤白提取物能明显降低血清脂质过氧化物含量、抗血小板聚集、减少动脉斑块形成，具有预防实验性动脉粥样硬化的作用，能够缓解动物心肌缺血、缺氧并预防缺血再灌注损伤。

【用法用量】瓜蒌 9~20g；薤白 5~10g，鲜品 30~60g。水煎服。

【使用注意】凡脾虚便溏，或有湿痰、寒痰者忌用。瓜蒌反乌头，不宜与乌头同用。

【按语】瓜蒌与薤白配伍，出自《金匮要略》瓜蒌薤白白酒汤。张仲景将二者作为治疗胸痹的主要药物，可见其在治疗胸痹中的重要价值。因此，瓜蒌与薤白也成为后世治疗心系疾病的重要药对。瓜蒌行气偏于降泄，薤白行气偏于辛散，一降一散，以调理胸中气机，使胸中气机既能升达，又能降泄，从而通阳止痛，以治胸中气郁痰阻之证。此外，该药对还可用于治疗胸部神经痛、支气管哮喘、高脂血症等。

旋覆花　赭石

【单味功用】旋覆花为菊科植物旋覆花或欧亚旋覆花的干燥头状花序。主产于河南、河北、江苏、浙江、安徽等地。夏、秋二季花开时采收，除去杂质，阴干或晒干。生用或蜜炙用。味苦、辛、咸，性微温。归肺、脾、胃、大肠经。本品苦降辛开，降气化痰而平喘咳，消痰行水而除痞满；又善降胃气而止呕噫，治痰浊中阻，胃气上逆之噫气呕吐、胃脘痞硬者，可配伍赭石、半夏、生姜等，如旋覆代赭汤（《伤寒论》）。此外，本品配伍香附等药，还可治气血不和之胸胁疼痛，如香附旋覆花汤（《温病条辨》）。

赭石为氧化物类矿物刚玉族赤铁矿，主含三氧化二铁。味苦，性寒。归肝、心、肺、胃经。本品苦寒质重，以苦清热，以寒泻火，以重镇降，善走血分。既能镇胃降气而止呕、止噫，用于治疗气机失调，胃气上逆所致呕吐、呃逆、噫气、胃脘满实，以及噎膈、咽食时自觉梗阻而不下者（如贲门痉挛等）；又有平肝息风、镇肝降压之功，用于治疗肝阳上亢引起的头晕目眩、头胀痛、耳鸣等症，以及见上述诸症之高血压而又伴有心悸、足面虚浮、手足震颤、烦躁失眠、大便不畅者；还能凉血止血，用于治疗血分有热，伤其阳络所致衄血、吐血、尿血、便血、崩漏、带下诸症。另外，还能降气平喘，用于治疗实证气喘。

【配伍机制】旋覆花辛开苦降，咸以软坚消痰，温以宣通壅滞，归肺经则行水消痰、平喘止咳，归胃经则降逆止呕、消痞散结。赭石苦寒质重，善降逆气，入肝则平肝潜阳，用治肝阳上亢之头痛、眩晕。

《黄帝内经》曰："血之与气，并走于上，则为大厥，厥则暴死，气复反则生，不反则死。"故赭石尤善治气血逆行于上之中风证；对于肺气上逆之喘息，以及胃气上逆之呕吐、呃逆、噫气，皆有重镇降逆之功。对于血热吐衄、崩漏，除因其寒凉入肝、心，有凉血止血之功外，亦与降逆气有关，正如张锡纯《医学衷中参西录》曰："治吐衄之证，当以降胃气为主，而降胃之药实以赭石为最效。"

二药配伍，相辅相成，使肺胃气机调畅，共奏降逆止呕、化痰平喘之功。

【临床应用】

（1）痰浊内阻，气机升降失常所致胃脘作痛、心下痞硬、嗳气频频、呃逆不止、恶心呕吐。

（2）痰阻气逆所致肺系疾病，症见咳嗽痰多而喘者。

（3）肝阳上亢所致眩晕诸证。

（4）血热妄行之吐血、衄血、崩漏下血、鼻衄等。

现代临床常用于治疗急、慢性胃炎，十二指肠溃疡，食管梗阻，幽门不全梗阻，神经性呕吐，以及支气管炎、支气管哮喘、支气管扩张等，还可用于治疗高血压、梅尼埃病等。

【现代研究】旋覆花有明显的镇咳、祛痰作用。旋覆花所含黄酮类成分对组胺引起的豚鼠支气管痉挛性哮喘有明显的改善作用，对离体支气管痉挛亦有拮抗作用。

赭石对肠管有兴奋作用，可使肠蠕动亢进；所含铁质能促进红细胞及血红蛋白的新生；对中枢神经系统有镇静作用。

【用法用量】旋覆花 3~10g，包煎；赭石 10~30g，打碎先煎。

【使用注意】赭石含少量砷，孕妇慎用。

【按语】旋覆花与赭石属于相须配伍，《伤寒论》中的旋覆代赭汤即是以此药对为主组方。张仲景主要将其用来治疗伤寒吐、下后痰涎内阻，气机不畅，见心下痞硬、嗳气不除之证。现代临床中广泛用于治疗多种疾病之肝胃气逆证，疗效显著。

旋覆花与赭石，一轻清，一重镇，合而用之，补偏救弊，以达降胃气而不戕伐清阳之效。

香附　乌药

【单味功用】香附为莎草科植物莎草的干燥根茎。全国大部分地区均产，主产于广东、河南、四川、浙江、山东等地。秋季采挖，燎去毛须，置沸水中略煮或蒸透后晒干，或燎后直接晒干，用时碾碎。生用，或醋炙用。味辛、微苦、微甘，性平。归肝、脾、三焦经。本品主入肝经气分，芳香辛行，善散肝气之郁结，味苦疏泄以平肝气之横逆，故为疏肝解郁、行气止痛之要药。本品辛行苦泄，善于疏理肝气、调经止痛，为妇科调经之要药。治月经不调、痛经，可单用，或与柴胡、川芎、当归等同用，如香附归芎汤（《沈氏尊生书》）；治乳房胀痛，多与柴胡、青皮、瓜蒌皮等同用。本品味辛能行而长于止痛，除善疏肝解郁之外，还能入脾经，而有宽中、消食、下气等作用，故临床上也常用于脾胃气滞证。

乌药为樟科植物乌药的干燥块根。主产于浙江、安徽、江苏、陕西等地。全年均可采挖，除去细根，洗净，趁鲜切片，晒干。生用或麸炒用。味辛，性温。归肺、脾、肾、膀胱经。本品味辛行散，性温祛寒，入肺而宣通，入脾而宽中，故能行气散寒止痛。治胸、腹、胁肋闷痛，常配香附、甘草等同用，如小乌沉汤（《太平惠民和剂局方》），也可与薤白、瓜蒌皮、延胡索等同用；若治脘腹胀痛，可配伍木香、青皮、莪术等，如乌药散（《太平圣惠方》），也可与香附、木香、陈皮等同用；若治寒疝腹痛，多与小茴香、青皮、高良姜等同用，如天台乌药散（《医学发明》）；若治寒凝气滞之痛经，可与当归、香附、木香等同用，如乌药汤（《济阴纲目》）。本品辛散温通，可入肾与膀胱而温肾散寒、缩尿止遗。常与益智仁、山药等同用，治肾阳不足，膀胱虚冷之小便频数、小儿遗尿，如缩泉丸（《校注妇人良方》）。

【配伍机制】香附辛能散肝气之郁，苦能降肝气之逆，甘能缓肝气之急，性平又无寒热之偏，故为疏肝理气解郁之要药。李时珍称之为"气病之总司，女科之主帅"，为调经止痛之常用药。肝郁气滞所致胸胁、脘腹胀痛，女性月经不调、痛经等均可应用。乌药辛散温通，能疏畅胸腹之气滞，下达肾与膀胱，能温肾散寒以除膀胱之冷气，故有行气止痛、温肾散寒之功，下焦寒凝气滞之疝痛、痛经等尤为多用，亦用治肾阳虚，膀胱虚冷之小便频数。二药合用，一气一血，气血兼治，肝肾同调，直趋下焦，行气散寒、消胀止痛之效显著。

【临床应用】

（1）心腹胀满、疼痛，寒疝腹痛，证属肝郁气滞者。

（2）情志抑郁所致头痛、闭经。

现代临床中可用于治疗急、慢性肝炎之午后腹胀，以及急、慢性痢疾之里急后重等。

【现代研究】皮下注射香附醇提取物能明显提高小鼠对热刺激的痛阈。香附挥发油可抑制离体家兔肠管收缩，香附水煎剂可降低肠管紧张性。5%香附流浸膏对实验动物离体子宫有抑制作用，能降低其收缩力和张力。乌药对胃肠道平滑肌有双向调节作用，并可促进消化液的分泌；能够对抗乙醚胆碱、磷酸组胺、氯化钡所致肠肌痉挛。乌药水煎液可增加家兔胃电幅值，增强胃功能。

【用法用量】香附 10~15g，乌药 6~10g。水煎服。

【使用注意】气虚、气郁化火者及孕妇慎用。

【按语】香附、乌药配伍，出自《韩氏医通》青囊丸。方由香附、乌药组成，治一切气病。局方加入甘草一味，名曰小乌沉汤，治气逆便血不止。

香附行血中之气，乌药调下焦冷气，二药合用则行气除胀力增。根据临床观察，各种原因引起的腹内积气、胀满不适，甚则疼痛，用之均能促进气体排出，从而达消胀止痛之效。对于急、慢性肝炎，表现为午后腹胀者，用之颇效。曾尝治急性痢疾，症见里急后重者，用之亦效。刘完素所云"调气则后重自除"即是此意。

延胡索　川楝子

【单味功用】延胡索，又叫元胡，为罂粟科植物延胡索的干燥块茎。味辛、苦，性温。归肝、脾经。本品辛散温通，既入血分，又入气分，既能行血中之气，又能行气中之血，功专活血散瘀、理气止痛，善治一身上下诸痛，证属气滞血瘀者，如脘痛、胁痛、胸闷胸痛、经闭痛经、腹中肿块、产后腹痛、跌打损伤、疝气腹痛等症。

川楝子，又叫金铃子、苦楝子，为楝科植物川楝的干燥成熟果实。南方各地均产，以四川产者为佳。味苦，性寒。归肝、小肠、膀胱经。本品苦能胜湿，寒可泄热，既能疏肝泄热、解郁止痛，用于治疗肝郁气滞、肝胆火旺所引起的两胁闷胀疼痛、脘腹疼痛及疝气疼痛，甚则痛引腰腹；又能杀虫、行气止痛，用于治疗肠道寄生虫病引起的腹痛等。

【配伍机制】川楝子清肝火，泄郁热，行气止痛；延胡索活血行气，尤长于止痛。二药配伍，既可疏肝清热，又善活血行气止痛，使气行血畅、肝热消，则疼痛自止。

【临床应用】

（1）肝郁气滞，肝胆火旺，气血凝滞之胸、胃、腹、胁诸症。

（2）肝热气滞之疝气疼痛。

（3）月经不调、经行腹痛等，证属肝热气滞者。

现代临床可用于治疗胃、十二指肠溃疡，胃肠炎，冠心病心绞痛，以及肝炎、胆囊炎、胆管炎、胆石症等肝胆疾病。

【现代研究】延胡索有镇痛、镇静等作用。川楝子具有抗炎、镇痛作用，能够影响神经系统功能，并可防治实验性肝病、胃炎、胃溃疡等。在镇痛方面，二者配伍后可产生协同增效作用。

【用法用量】延胡索 6~10g，川楝子 6~10g。水煎服。

【使用注意】血热气虚者及孕妇忌用。产后血虚、经血枯少不利及气虚作痛者，皆不宜使用。

【按语】川楝子、延胡索配伍，名曰金铃子散，出自《活法机要》。治热厥心痛，或发或止，久不愈者。近代医家常用此药对治疗肝郁气滞，气郁化火所引起的胸、腹、胁肋疼痛，或痛经、疝气痛，症见疼痛时发时止、食热物则疼痛加剧、舌红苔黄、脉弦或数。此药对治疗范围很广，不论肝、胆、脾、胃、心疾，还是痛经、疝气疼痛等，凡属气滞血瘀兼见热象者，用之均宜。

高良姜　香附

【单味功用】高良姜，又叫良姜，为姜科植物高良姜的干燥根茎。味辛，性热。归脾、胃经。本品辛散之极，故能行气止痛、温胃散寒、温中止呕，用于治疗胃脘寒痛证，现代临床中凡胃溃疡、十二指肠溃疡、慢性胃炎等疾病，表现为胃脘疼痛、口吐清涎、喜温喜按者，均可选用；还可治疗食积不消而见绞痛殊甚、恶心呕吐，以及胃寒呃逆、噎膈反胃等症。

香附（见香附、乌药药对）。

【配伍机制】香附理气活血、调经止痛，高良姜温中散寒、降逆止痛。高良姜得香附则散寒祛郁，香附得高良姜则行气散寒。二者相伍，共奏温中散寒、理气止痛之功。

【临床应用】

（1）肝郁气滞之胃寒脘痛，伴有胸闷不舒、喜温喜按等症。

（2）慢性胃炎、胃溃疡、十二指肠球部溃疡，属寒凝气滞者。

【用法用量】高良姜 6~10g，香附 6~10g。水煎服。

【使用注意】气阴两虚，阴亏化热者慎用。

【按语】高良姜、香附配伍，谓之良附丸，出自《良方集腋》。治心口一点痛，乃胃脘有滞或有虫，多因恼怒及受寒而起，遂致终身不瘥。二药相合，善治胃脘痛，凡属寒凝气滞者，均有良效。二者用量多少，应随证化裁之。寒甚者多取高良姜，少用香附；反之，以气滞为主者，则重用香附，少取高良姜；寒凝气滞等同者，二者各半。

木香　槟榔

【单味功用】木香为菊科植物木香的干燥根。产于印度、巴基斯坦、缅甸者，称为广木香。现我国已栽培成功，其中主产于云南、广西者，称云木香；主产于四川、西藏等地者，称川木香。秋、冬二季采挖，除去泥沙及须根，切段，大的再纵剖成瓣，干燥后除去粗皮。生用或煨用。味辛、苦，性温。归脾、胃、大肠、胆、三焦经。本品辛行苦泄温通，芳香气烈而味厚，善通行脾胃之滞气，既为行气止痛之要药，又为健脾消食之佳品；亦善行大肠之滞气，为治湿热泻痢里急后重之要药。本品味辛能行，味苦主泄，走三焦和胆经，故又能疏肝利胆；辛行苦泄，性温通行，能通畅气机，气行则血行，故可止痛。此外，本品气芳香，能醒脾开胃，故在补益方剂中用之，能减轻补益药滋腻碍胃和滞气之弊，有助于消化吸收，如归脾汤（《济生方》）。

槟榔，又名大腹子，为棕榈科植物槟榔的干燥成熟种子。味辛、苦，性温。归胃、大肠经。本品辛温通散，苦温下降，既能消积导滞、下气平喘、行气利水，用于治疗食积气滞、胸腹胀闷、脘腹疼痛、大便不畅、下痢后重、食积痰滞、气促喘急及脚气水肿；又能化湿杀虫，用于治疗痰湿作疟及肠道寄生虫病。槟榔为驱绦虫佳品，对猪肉绦虫、短小绦虫疗效较好，对姜片虫、蛔虫、钩虫、蛲虫、鞭虫等亦有驱除作用。

【配伍机制】木香行气止痛，健脾消食，苦泄温通，善行脾胃之气滞，为行气止痛之要药、健脾消食之佳品。槟榔杀虫消积，行气导滞，利水消肿，截疟，为驱肠道寄生虫之要药，兼有泻下之功。二药合用，行气导滞之力增强，共奏行气止痛、健脾和胃、杀虫消积之功。

【临床应用】

（1）胃肠积滞，症见脘腹胀满疼痛、食欲不振、大便不畅，甚或大便干燥等。

（2）胃肠气滞之泻痢腹痛、胃急后重诸证。

（3）截瘫见大便秘结，证属气秘者。

【现代研究】木香有双向调节胃肠运动、促进消化液分泌、促进胃排空、抗溃疡，以及利胆、松弛支气管平滑肌等作用。槟榔有促进肠蠕动的作用。

【用法用量】木香 5~10g，后下。槟榔 10~12g。

【使用注意】阴亏化热者慎用。

【按语】木香、槟榔配伍，出自《卫生宝鉴》木香槟榔丸，治下痢腹痛。《本草约言》云："槟榔，能调诸药下行，逐水攻脚气，治利取其坠也，非取其破也，故兼木香用之，然后可耳。"

木香与槟榔配伍，善治泻痢腹痛、里急后重诸症。古人所谓"气行则后重自除"，即是此意。后重甚者，可再配伍香附、乌药，其效更佳。二药伍用，行气消滞之力增，故又可治疗消化不良、脘腹胀满疼痛等症。若积滞甚者，可与谷芽、麦芽、焦山楂伍用，其效益彰。

艾叶　香附

【单味功用】艾叶为菊科植物艾的干燥叶。味苦、辛，性温。归肝、脾、肾经。本品苦燥辛散，芳香而温，专入足三阴经，能温气血、通经脉、逐寒湿、止冷痛，用于治疗下焦虚寒之腹中冷痛、经寒不调、宫冷不孕等症。本品炒用，尚有止血之功，用于治疗虚寒性月经过多、崩漏带下、妊娠胎漏，以及吐血、衄血、便血等症。

香附（见香附、乌药药对）。

【配伍机制】艾叶辛温，功能温经理血、暖胞散寒，行血中之气、气中之滞。香附辛香而性平，为气中之血药，最善理气解郁、调经止痛，为"气病之总司，女科之主帅"。二者伍用，香附理气中之郁滞，艾叶温散血中之寒凝，一气一血，气血同调，温经散寒、调经止痛之功显著。

【临床应用】

（1）下焦虚寒，肝郁气滞所致月经不调、少腹冷痛、宫冷不孕、带下绵绵等症。

（2）心腹冷痛诸症。

【现代研究】香附能够抑制子宫收缩，有雌激素样作用，并具有强心、减慢心率等作用。艾叶有促凝血、缩短出血时间、兴奋子宫平滑肌等作用。

【用法用量】艾叶 6~10g，香附 6~12g。水煎服。

【使用注意】阴亏血热者慎用。

【按语】艾叶、香附配伍，出自《寿世保元》艾附暖宫丸。治子宫虚寒不孕，月经不调，肚腹时痛，胸膈胀闷，肢怠食减，腰酸带下，等等。艾叶、香附合用，《陈素庵妇科补解》名曰艾附丸，治女子气血两虚，经行后腹痛。盖艾叶温经散寒而止痛，香附理气活血而调经，相使为用，共奏温经散寒、行气止痛之功。临床中常将艾叶、香附与四物汤参合，用于治疗女性下焦虚寒、宫寒宫冷之少腹冷痛、经前为甚，或宫寒不孕等，均有良效。

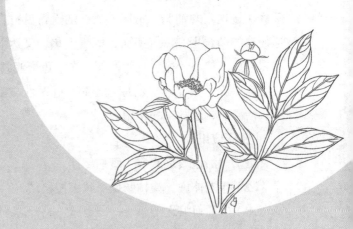

第八章

理血药对

桃仁 杏仁

【单味功用】桃仁为蔷薇科植物桃或山桃的干燥成熟种仁。味苦、甘，性平。归心、肝、大肠经。桃仁得春气最厚，即得生气最足，能入血分而化瘀生新，其药性缓和而纯，无峻利克伐之弊，宜用于治疗瘀血积滞之经闭、痛经，表现为下腹胀痛，经行不畅、夹有血块、血色紫黑、经血量少，甚或数月不来，舌紫暗，或有瘀点、瘀斑，脉涩或沉缓；又治腹中包块、产后瘀血腹痛、蓄血发狂、跌打损伤、肺痈、肠痈等症。此外，桃仁质硬而脆，色乳白，富有油脂，故可润燥滑肠，用于治疗阴亏津枯肠燥之便秘，跌打损伤后瘀热内积所引起的便秘，以及病后、伤后卧床活动较少所引起的便秘。

杏仁（见麻黄、杏仁药对）。

【配伍机制】桃仁入于血分，走心、肝、大肠经；杏仁入于气分，走肺与大肠经。桃仁富含油脂，滑肠润燥，活血行瘀；杏仁质润脂多，行气散结，润肠通便。二药合用，一气一血，既走上焦，又达下焦。在上焦可行气活血，治疗心胃瘀痛，如心绞痛、食管癌等；在下焦可润肠通便，用于治疗便秘、痔疮等。在临床中亦常用此药对治疗冠心病、肺源性心脏病、风湿性心脏病等，有开肺气、活心血、通脉络的作用。

【临床应用】

（1）气滞血瘀之胸痛、腹痛等症。

（2）年老体虚，津枯肠燥所致大便秘结。

（3）气滞血瘀之噎膈。

（4）中老年慢性支气管炎所致咳喘，属气滞血瘀者。

【现代研究】杏仁含苦杏仁苷、脂肪油、蛋白质及各种游离氨基酸。苦杏仁苷分解后产生少量氢氰酸，能抑制咳嗽中枢而起镇咳平喘作用；但氢氰酸有毒性，成人口服杏仁55枚（约60g）可能致死。苦杏仁油可润滑肠管而发挥通便作用。

桃仁含苦杏仁苷、苦杏仁酶、尿囊素酶、乳糖酶、维生素 B_1、挥发油、脂肪油等，可促进初产妇子宫收缩；有抗凝及较弱的溶血作用、对血行障碍有改善作用，能增加脑血流量、扩张兔耳血管，对呼吸中枢呈抑制作用。桃仁所含脂肪油有润肠缓下作用。

【用法用量】桃仁 6~10g，杏仁 6~10g。水煎服。

【使用注意】

（1）桃仁功能活血祛瘀，有耗血动血之弊，血虚者不宜服用，有出血性疾病或出血倾向者慎用，女性处于月经期或月经过多而无瘀滞者不宜服用。

（2）桃仁、杏仁有润肠缓下的作用，患有慢性肠炎或大便溏泄者忌大量内服。

（3）桃仁、杏仁所含苦杏仁苷对呼吸中枢有抑制作用，肺功能不全者慎用。

（4）桃仁有促进子宫平滑肌收缩的作用，孕妇、先兆流产者忌用。

（5）桃仁与杏仁同用须减小剂量，避免苦杏仁苷中毒。

【按语】 桃仁、杏仁配伍，名曰双仁丸，出自《圣济总录》。盖桃、杏二仁，质润且富含油脂，有较强的润燥之功，善走气血，可行气活血。常用于治疗气滞血瘀诸痛、津枯肠燥便秘，屡收良效；并可用治噎膈（食管癌）诸症，常配伍旋覆花、赭石、茜草根、半枝莲、白花蛇舌草等。

赤芍　白芍

【单味功用】 赤芍，又名赤芍药、红芍药，为毛茛科植物赤芍或川赤芍的干燥根。味苦，性微寒。归肝经。本品能凉血散瘀、清热退热，治温热病热入营分，症见发热、身发斑疹、舌绛，以及血热妄行之吐血、衄血等；又能活血化瘀、消肿止痛，治女子经闭、癥瘕积聚，以及胁痛、腹痛、衄血、血痢、肠风下血、目赤、痈肿等。

白芍（见桂枝、白芍药对）。

【配伍机制】 赤芍主肝经血分，能清血分实热，善散留滞之瘀血，为凉血祛瘀要药，凡一切血热、血瘀之证皆可用。白芍苦、酸，微寒，归肝、脾血分，酸主收敛，苦寒泄热，而有养血敛阴之功。且"肝为刚脏"，主藏血，依赖阴血滋养而柔和，故白芍又有柔肝止痛、平抑肝阳之功。凡血虚阴亏诸证，肝脾不和之胸腹疼痛、手足拘挛，以及肝阳上亢之头痛、眩晕等皆可用。二药合用，一散一收，一泻一补，共奏清热凉血、活血化瘀、养血和营、柔肝止痛之功。

【临床应用】

（1）血分有热，低热久久不退。

（2）温热病后期，阴虚津亏，余热未清，症见口干舌燥、目赤而痛。

（3）胸胁疼痛，腹痛坚积诸症，属血瘀者。

（4）女子月经不调、经闭诸症，属血虚血瘀者。

【现代研究】赤芍的主要成分有芍药苷，有抗血小板聚集、抗血栓形成、改善微循环、扩张冠状动脉、抗心肌缺血、抗炎、解热、镇痛等多种药理作用。白芍对冠状动脉及脑血管有扩张作用，还有调节免疫功能、抑制血小板聚集等作用。白芍所含芍药苷亦有解痉作用。

【用法用量】赤芍6~10g，白芍6~10g。水煎服。

【使用注意】阳衰虚寒者忌用。赤芍、白芍不与藜芦同用。

【按语】古人认为赤芍、白芍主治不同，赤有散邪行血之功，白有敛阴益营之力。施老习惯以炒赤芍、炒白芍合用，因其善入阴分，一补一泻，以达相辅相成之功效。白芍养血敛阴，赤芍凉血，二药相合，敛阴凉血而不恋邪，可退血分之热；白芍养血柔肝，赤芍行血散滞，二药参合，止痛之功益彰。故凡腹痛坚积、经闭目赤，因于积热者，其效更著。若营卫不和，气血不调，络道不畅，肢体疼痛者，可与柴胡、桂枝配伍，其效更佳。

牡丹皮　丹参

【单味功用】牡丹皮为毛茛科植物牡丹的干燥根皮。味辛、苦，性微寒。归心、肝、肾经。本品苦泄，气清香，色赤，专入血分，可凉血活血，使血凉而不瘀，血活而不妄行。本品能泻血中伏火，又能散热壅血瘀，用于治疗肝郁火旺所引起的发热（下午较甚）、盗汗、自汗、头痛目涩、颊赤口干，以及阴分伏热之夜热早凉等症，又治热入营血所致吐血、衄血、下血及斑疹热毒等症，也治经闭、痛经、月经不调、腹中瘀块、跌打损伤，以及热痔疮疡、风热痒疹、肠痈诸症。此外，现代临床可用于治疗高血压、动脉硬化，证属肝郁积热者，亦治眼底动脉硬化、血管痉挛、出血等。

丹参为唇形科植物丹参的干燥根和根茎。多为栽培，全国大部分地区均有，主产于四川、安徽、江苏、河南、山西等地。春、秋两季采挖，除去茎叶，洗净，润透，切成厚片，晒干。生用或酒炙用。味苦，性微寒。归心、肝经。丹参功擅活血祛瘀，性微寒而缓，能祛瘀生新而不伤正，善调经水，为妇科调经常用药，《雷公炮制药性解》谓其"能破宿血，补新血"，《妇人明理论》有"一味丹参散，功同四物汤"之说。本品尚能通行血脉、祛瘀止痛，广泛应用于各种瘀血证，治血脉瘀阻之胸痹心痛、脘腹疼痛，可配伍砂仁、檀香，如丹参饮（《时方歌括》）；治癥瘕积聚，可配伍三棱、莪术、鳖甲等药；治跌打损伤，肢体瘀血作痛，常与当归、乳香、没药等同用，如活络效灵丹（《医学衷中参西录》）；治风湿痹证，可配伍防风、秦艽等祛风除湿药。本品性寒，既能凉血活血，又能清热消痈，可用于热毒瘀阻引起的疮痈肿毒，常配伍清热解毒药同用。如治乳痈初起，可与金银花、连翘等同用，如消乳汤（《医学衷中参西录》）。本品入心经，既可清热凉血，又可除烦安神，既能活血，又能养血以安神定志，用于热病邪入心营之烦躁不寐，甚或神昏，可配伍生地黄、玄参、黄连、竹叶等；用于血不养心之失眠、心悸，常与生地黄、酸枣仁、柏子仁等同用，如天王补心丹（《摄生秘剖》）。

【配伍机制】牡丹皮功擅活血凉血，气清芳香，既能入血清热化滞，又善清透阴分伏火；丹参既能通行血中之滞，又能凉散血中之热，并能清心营、安心神，祛瘀而生新。二药配对，相须为用，共奏凉血活血、祛瘀生新、清透邪热之功。

【临床应用】

（1）风热入于血分，发为斑疹、风疹、痒疹，或出现吐血、衄血、下血、皮下出血等症。

（2）血热瘀滞所致月经不调、经闭、痛经、腹中包块，以及产后瘀滞所致少腹疼痛。

（3）阴虚发热，低热不退。

（4）热痹，关节红肿热痛。

【现代研究】牡丹皮的化学成分较为复杂，主要含有酚类、苷类、单萜类、有机酸类、黄酮类成分、香豆素类成分，以及大量的多糖及挥发油，其中以丹皮酚、芍药苷、没食子酸、氧化芍药苷、儿茶素、牡丹皮苷 C、苯甲酰基氧化芍药苷等成分含量较高，为其主要活性成分。牡丹皮所含丹酚类化合物具有较强的抑菌抗炎、激活机体免疫系统及保护心血管等作用。丹皮酚是牡丹皮抗菌消炎的活性成分，对大肠埃希菌、溶血性链球菌、金黄色葡萄球菌、伤寒沙门菌等 20 余种致病菌产生较强的清除或抑制作用；还具有明显的保护血管作用，能够保护神经元、防治心脑血管疾病。

丹参主要含有二萜类化合物、原儿茶醛及丹参素，具有扩张冠状动脉、增加冠状动脉血流量、改善微循环的作用，能抑制凝血功能、激活纤溶系统，稳定红细胞膜、提高机体缺氧耐受力。

【用法用量】牡丹皮 6~10g，丹参 10~15g。水煎服。

【使用注意】血虚有寒者慎用。体弱汗多者忌用，月经过多者及孕妇忌用。

【按语】牡丹皮、丹参配伍，治疗范围很广。治血证（吐血、衄血、下血）

多与生艾叶、生荷叶、生侧柏叶、生地黄合用。治瘀血诸疾，多与生蒲黄、五灵脂参合。治阴虚发热，低热不退，久久不愈者，可与青蒿、鳖甲、白茅根配伍。治热痹，风湿性关节炎，有风湿热活动者，常与黄柏、苍术，乳香、没药配伍。

三棱　莪术

【单味功用】三棱，又名京三棱，为黑三棱科植物黑三棱的干燥块茎。味辛、苦，性平。归肝、脾经。本品苦平降泄，入肝脾血分，破血中之气，功专破血祛瘀、行气止痛、化积消块，用于治疗血瘀经闭、腹中包块、产后瘀滞腹痛，以及饮食停滞、胸腹满痛之症，又可用于肝脾肿大、胁下胀痛、跌打损伤、疮肿坚硬。

莪术，又名蓬莪术，为姜科植物蓬莪术、温郁金或广西莪术的干燥根茎。味辛、苦，性温。归肝、脾经。本品辛温行散，苦温降泄，入肝脾气分，功专行气破血、散瘀通经、消积化食，用于治疗气滞血瘀引起的经闭、痛经、腹中包块（如附件炎），以及癥瘕积聚、心腹疼痛、胁下胀痛（如肝硬化所致肝脾肿大）等症，又能治疗饮食积滞、脘腹满闷作痛及跌打损伤之症。此外，还有抗肿瘤作用，可用于治疗宫颈癌、外阴癌、皮肤癌等。

【配伍机制】三棱、莪术均具破血祛瘀、行气消积止痛之功。但三棱长于破血中之气，破血之力大于破气；莪术善于破气中之血，破气之力大于破血。若详察二药之区别，即化血之力三棱优于莪术，理气之力莪术优于三棱。二药配对，相须为用，破血祛瘀、行气消积止痛之力更强。

【临床应用】

（1）血瘀经闭，痛经，产后腹痛、恶露不下，腹中包块（癥瘕积聚）。

（2）肝脾肿大，血瘀证较重者。

（3）下焦蓄血所致腹痛。

（4）气滞血瘀之癌肿。

现代临床中亦可用于治疗心力衰竭所致肝大，以及冠心病心绞痛有瘀血表现者。

【现代研究】三棱主要包括挥发油类、苯丙素类、脂肪酸类、黄酮类、皂苷类等成分，具有抗血小板聚集、抗血栓形成、保护心血管、镇痛、抗肿瘤等药理作用，广泛应用于冠心病、肿瘤、宫外孕等疾病。莪术的化学成分主要包括挥发油和姜黄素类，具有抗肿瘤、抗血小板聚集、增加血流量、抗氧化、增强胃动力等作用，广泛应用于肿瘤，以及心血管、消化、生殖系统疾病。

【用法用量】三棱 5~10g，莪术 5~10g。水煎服。

【使用注意】

（1）三棱、莪术皆有开破之性，气虚体弱、血枯经闭、月经过多者及孕妇禁用。

（2）三棱、莪术有耗气伤血之弊，中病即止，不宜久服。

（3）不可过量服用，易出现腹胀、恶心、呕吐等不良反应。

【按语】三棱、莪术配伍，出自《经验良方》三棱丸，用于治疗血滞经闭腹痛。张锡纯谓："三棱，气味俱淡，微有辛意；莪术，味微苦，气微香，亦微有辛意。性皆微温，为化瘀血之要药。以治男子痃癖，女子癥瘕，月闭不通，性非猛烈而建功甚速。其行气之力，又能治心腹疼痛，胁下胀疼，一切血凝气滞之证。若与参、术、芪诸药并用，大能开胃进食，调血和血。"又说："三棱、莪术，若治陡然腹胁疼痛，由于气血凝滞者，可但用三棱、莪术，不必以补药佐之；若治瘀血积久过坚硬者，原非数剂所能愈，必以补药佐之，方能久服无弊。或用黄芪六钱，三棱、莪术各三钱，或减黄芪三钱，加野台参三钱，其补破之力皆可相敌，不但气血不受伤损，瘀血之化亦较速，盖人之气血壮旺，愈能驾驭药力以胜病也。"

乳香　没药

【单味功用】乳香为橄榄科植物乳香树及其同属植物树皮渗出的树脂。垂滴如乳头状，气味芬芳走窜，故名乳香。味辛、苦，性温。归心、肝、脾经。本品辛散温通，能宣通经络、活血消瘀、消肿止痛、生肌，用于治疗瘀血阻滞之心腹诸痛（包括心绞痛、胃痛、腹痛、痛经、产后腹痛等），以及跌打损伤、痈疽疮疡、痹痛筋挛等症，又治疮疡溃烂、肌肉不生、经久不愈等症。

没药为橄榄科植物地丁树或哈地丁树的干燥树脂。味苦、辛，性平。归心、脾、肝经。本品辛平芳香，既能通滞散瘀止痛，又能生肌排脓敛疮，为行气散瘀止痛之要药，用于治疗气血凝滞之经行腹痛、月经后期、闭经、胸胁腹痛，以及跌扑伤痛、风湿痹痛、疮痈肿毒等症。

【配伍机制】乳香、没药皆为临床常用的活血散瘀、消肿止痛之品。然乳香辛苦性温，气香窜，偏入气分而善于调气，止痛力强；没药苦平，气薄偏入血分，而长于散瘀，破泄力强。二药合用，一气一血，气血同治，相使为用，相得益彰，共奏活血祛瘀、消肿止痛、敛疮生肌之效。

【临床应用】

（1）脏腑经络、气血凝滞所致脘腹疼痛，以及女子经行不畅、痛经、产后腹痛等症。

（2）跌仆伤痛，风湿痹痛，疮痈肿痛。

现代临床亦常用于治疗心绞痛、宫外孕，急性、亚急性盆腔炎，盆腔脓肿，外阴肿痛，等疾病，证属火毒内盛者。

【现代研究】乳香有镇痛、抗炎、升高白细胞水平的作用，并能加速炎性渗出，促进伤口愈合；能明显减轻胃黏膜损伤及应激性黏膜损伤，降低幽门结扎性溃疡指数及胃液游离酸度。没药对离体子宫先为短暂的兴奋作用，后呈抑制现象；含油脂部分具有降脂、防止动脉内膜粥样斑块形成的作用。

【用法用量】乳香 3~10g，没药 3~10g。水煎服。

【使用注意】

（1）乳香、没药气燥难闻，味苦难咽，入煎剂使汤液混浊，胃弱者多服易致呕吐，故用量不宜过多，脾胃虚弱者尤当慎用。

（2）活血力强，无瘀滞者及孕妇不宜用。

（3）疮疽已溃者忌用，脓多者勿用。

【按语】乳香、没药配伍，出自《证治准绳》乳香止痛散，治疮肿疼痛。张锡纯《医学衷中参西录》云："二药并用，为宣通脏腑、流通经络之要药。故凡心胃胁腹肢体关节诸疼痛皆能治之。又善治女子行经腹疼，产后瘀血作疼，月事不以时下。其通气活血之力，又善治风寒湿痹，周身麻木，四肢不遂及一切疮疡肿疼，或其疮硬不疼。外用为粉以敷疮疡，能解毒、消肿、生肌、止疼，虽为开通之品，不至耗伤气血，诚良药也。"又云："乳香、没药不但流通经络之气血，诸凡脏腑中，有气血凝滞，二药皆能流通之。医者但知其善入经络，用之以消疮疡，或外敷疮疡，而不知用之以调脏腑之气血，斯岂知乳香、没药者哉。"

乳香、没药，与当归、丹参配伍，张锡纯称之为活络效灵丹。"治气血凝滞，痃癖癥瘕，心腹疼痛，腿疼臂疼，内外疮疡，一切脏腑积聚，经络湮淤。"已故老中医李汉卿先生，运用本方化裁，治疗宫外孕诸症，屡用屡验，可谓一大发明矣。吕景山尝治年近古稀的女性患者，肘、膝关节肿痛 2 年，以热痛为主，入夜为甚，影响睡眠，用手触及患部有明显热感，关节活动受限，生活不能完全自理。X 线检查提示，右肘、右膝关节腔变窄，骨质有明显破坏。投以当归 10g，丹参 15g，乳香、没药各 4.5g，赤芍 10g，鸡血藤 15g。水煎服。药服 3 剂，疼痛减轻一半，再投 3 剂，热痛已除，惟肿势如故，拟以原方加大 5 倍量，炼蜜为丸，每丸重 10g，早、晚各服 1 丸，开水送下。丸药连服 3 料，关节肿势有减，功能活动亦有明显改善，除生活能自理外，还可操持一些家务劳动。

蒲黄　五灵脂

【单味功用】蒲黄，又叫生蒲黄、炒蒲黄、蒲黄炭，为香蒲科植物水烛香蒲、东方香蒲或香蒲属其他植物的干燥花粉。味甘，性平。归肝、心包经。本品既能收敛止血，用于治疗咯血、衄血、吐血、尿血、便血、崩漏及创伤出血等；又能行血祛瘀，用于治疗心腹疼痛，以及产后瘀阻腹痛、瘀血痛经、经闭等症；还能利尿通淋，用于治疗血淋涩痛等症。《神农本草经》所载"利小便，止血，消瘀血"，认为蒲黄既有止血作用，又有活血功效。但没有明确指出生用行血、炒用止血的特点。至宋代《日华子本草》始有"破血消肿生用，补血止血炒用"的记载，明代《本草纲目》中也有类似叙述。因此，一般认为蒲黄生用性滑，行血消肿；炒黑性涩，功专止血。然而，有研究认为生蒲黄也具有一定的止血作用，不必拘泥炒炭使用，尚有待进一步研究。

五灵脂为鼯鼠科动物复齿鼯鼠的干燥粪便。主产于河北、山西、甘肃。全年均可采收，除去杂质，晒干。许多粪粒凝结成块状的称"灵脂块"，又称"糖灵脂"，质佳；粪粒松散呈米粒状的，称"灵脂米"，质量较次。生用或醋炙、酒炙用。味苦、咸、甘，性温。归肝经。本品苦泄温通，专入肝经血分，善于活血化瘀止痛，为治疗瘀滞疼痛之要药，常与蒲黄相须为用，即失笑散（《太平惠民和剂局方》）。治胸痹心痛，常与川芎、丹参、乳香、没药同用；治脘腹胁痛，配伍延胡索、香附、没药等；治痛经、经闭、产后瘀滞腹痛，则与当归、益母草等同用；治骨折肿痛，可配白及、乳香、没药，研末外敷。本品炒用，既能活血散瘀，又能止血，可用于瘀血内阻，血不归经之出血，如崩漏经多，色紫多块，少腹刺痛。既可单味炒研末，温酒送服，如五灵脂散《永类钤方》；又可配伍其他药同用，如五灵脂丸《玉机微义》，以本品与神曲同用。

【配伍机制】蒲黄甘平，生用性滑，长于活血散瘀，炒用性涩，长于止血。五灵脂甘温，气味俱厚，功专活血散瘀止痛，炒用有祛瘀止血之功。二药生品合用，具有通利血脉、推陈出新、祛瘀止痛之功，适用于气滞血瘀诸痛证；炒炭合用，则具有祛瘀止血之功，适用于瘀血引起的出血证。

【临床应用】

（1）气滞血瘀，心腹疼痛（包括冠心病引起的心绞痛、胃脘痛）诸症。

（2）女子月经不调、痛经，以及产后恶露不绝、胞衣不下、少腹疼痛等，证属气滞血瘀者。

【现代研究】蒲黄具有止血、抗血小板聚集，以及扩血管、增加冠状动脉血流量、改善微循环的作用。此外，蒲黄尚能够使子宫收缩力增强、张力提高，大剂量时可致子宫痉挛。五灵脂可抑制血小板聚集，降低全血黏度、血浆黏度，改善微循环；降低心肌细胞耗氧量，提高耐缺氧、耐寒和耐高温能力；缓解平滑肌痉挛。

【用法用量】蒲黄 6~10g，五灵脂 6~12g。包煎。

【使用注意】

（1）孕妇忌用。

（2）过敏体质的患者使用五灵脂时，宜多观察，一旦出现不适应停药。

（3）五灵脂不宜与人参同用。

（4）血虚腹痛、血虚经闭、产妇失血过多发晕者，忌用五灵脂。

【按语】五灵脂、蒲黄配伍，名曰失笑散，出自《太平惠民和剂局方》，治产后心腹痛欲死，百药不效者。

施今墨先生治疗妇科疾病，多配以当归、川芎，或香附、艾叶；治胃寒而痛，与干姜炭、高良姜相伍；治冠心病心绞痛，与紫丹参、三七、葛根、降香参合。

当归　川芎

【单味功用】当归（见熟地黄、当归药对）。

川芎，又名芎穷、抚芎，为伞形科植物川芎的干燥根茎。味辛，性温。归肝、胆、心包经。本品辛温香窜，走而不守，能上行颠顶（头顶），下达血海，外彻皮毛，旁通四肢，为血中之气药。有活血行气、祛风止痛之功，用于治疗胸痹心痛、月经不调、经闭、痛经、难产、胞衣不下，以及头痛、目痛、跌打损伤、疮疡肿痛、风湿痹痛等症。

【配伍机制】当归甘补辛散，苦泄温通，质润而腻，在养血中又有活血之力；川芎辛温而燥，善于走行，有活血行气之功。当归偏养血和血，川芎偏行气散血。二药伍用，活血、养血、行气三者并举，润燥相济，当归之润可制川芎辛燥，川芎辛燥又防当归之腻，使祛瘀而不耗伤气血，养血而不致血壅气滞，共奏活血祛瘀、养血和血之功。

【临床应用】

（1）月经不调、痛经、难产、产后瘀血腹痛等，属血虚血瘀证者。

（2）血瘀所致疮疡肿痛诸症。

（3）风湿痹痛之血虚血瘀证。

（4）血虚血瘀之头痛，以左侧为甚者。

（5）血虚血瘀，吐血久不止诸症。

【现代研究】当归挥发油能对抗肾上腺素、脑垂体后叶素或组织胺对子宫平滑肌的兴奋作用。当归浸膏能显著扩张离体豚鼠冠状动脉，增加冠状动脉血流量。麻醉犬静脉注射当归水煎液后心率无明显改变，冠状动脉阻力和总外周阻力下降，冠状动脉血流量显著增加，心肌耗氧量显著下降，心排血量和射血分数有增加趋势。口服当归水浸液能显著促进小鼠血红蛋白及红细胞的生成。

川芎有扩张冠状动脉、增加冠状动脉血流量、降低心肌耗氧量等作用。川芎亦可抑制血小板聚集，抗血栓形成；增强子宫收缩力，但大剂量使用会导致子宫麻痹。川芎所含川芎嗪有改善微循环的作用。

【用法用量】当归 6~10g，川芎 6~10g。水煎服。

【使用注意】

（1）阴虚火旺、痰盛咳喘、上盛下虚及气弱者忌用。

（2）月经过多、患有出血性疾病者及孕妇慎用。

（3）大便溏泄者不宜服用。

【按语】当归、川芎配伍，名曰佛手散，又名芎归散，出自《普济本事方》，治妊娠伤胎、难产、胞衣不下等症。《医宗金鉴》谓："命名不曰归芎，而曰佛手者，谓此方治妇人胎前、产后诸症，如佛手之神妙也。当归、川芎为血分之主药，性温而味甘、辛，以温能和血，甘能补血，辛能散血也。"明代张景岳云："一名佛手散，亦名当归汤。治产后去血过多，烦晕不省，并一切胎气不安，亦下死胎。"施老临证处方，多取酒川芎入药，目的是增强行气、活血、止痛的作用。治疗头痛剧烈者，二药宜重用，当归 10~20g，川芎 15~30g。

桃仁 红花

【单味功用】桃仁（见桃仁、杏仁药对）。

红花为菊科植物红花的干燥花。味辛，性温。归心、肝经。本品辛散温通，能活血通经、祛瘀止痛，用于治疗血瘀所致胸痹心痛（包括冠心病心绞痛）、经闭、痛经、产后恶露不尽、小腹胀痛，还可用于治疗跌打损伤、瘀血肿痛及关节酸痛等症。另外，本品小剂量入药，尚有调养气血之功，可用于治疗产后血晕，症见头晕、眼花，甚至出现口噤（牙关紧闭，不易张开）。

【配伍机制】 桃仁苦甘而平，入心、肝、大肠经，有破血祛瘀、润燥滑肠之功。红花辛温，有活血通经、祛瘀止痛之功，《本草汇言》称其为"破血、行血、和血、调血之药"。二药皆有活血化瘀之力，且善入心、肝二经。然红花质轻升浮，走外达上，通经达络，长于祛在经、在上之瘀血；而桃仁质重沉降，偏入里善走下焦，长于破脏腑之瘀血。二者相须配伍应用则祛瘀力增强、作用范围扩大，入心可散血中之滞，入肝可理血中之壅，适用于全身各部位之瘀血，且有消肿止痛、祛瘀生新之功，为活血化瘀常用药对。

【临床应用】

（1）心血瘀阻之胸痹心痛、胃脘痛等。

（2）血滞经闭、痛经等。

（3）瘀血肿痛诸症。

【现代研究】 桃仁能明显增加脑血流量，增加股动脉血流量，降低血管阻力，改善血流动力学，可使小鼠出血及凝血时间明显延长，促进初产妇子宫收缩。桃仁水煎剂对体外血栓的形成有抑制作用。

红花有轻度兴奋心脏、降低冠状动脉阻力、增加冠状动脉血流量和心肌营养性血流量的作用，能够改善心肌缺血、缩小心肌梗死范围。红花黄色素分离物能对抗心律失常。红花水煎剂、水提取液及红花黄色素等能扩张周围血管、抑制血小板聚集、促进纤维蛋白溶解、降低全血黏度。

【用法用量】 桃仁 6~10g，红花 6~10g。水煎服。

【使用注意】

（1）孕妇及月经过多者忌用。

（2）便溏及有出血倾向者慎用。

（3）桃仁有小毒，不可过量，过量可导致头痛、目眩、心悸，甚至呼吸衰竭而死亡。

【按语】 桃仁、红花配伍，出自《医宗金鉴》桃红四物汤，又名元戎四物汤。治女子月经不调、痛经、经前腹痛，或经行不畅而有血块、色紫暗，或血瘀所致月经过多、淋漓不净。

桂枝　牡丹皮

【单味功用】桂枝（见麻黄、桂枝药对）。牡丹皮（见牡丹皮、丹参药对）。

【配伍机制】桂枝味辛、甘，性温，入心、肺、膀胱经，色赤入营，上行力专，功能温通经脉、活血化瘀。牡丹皮味苦、辛，性微寒，入于血分，下行力速，功能活血通经、清血分之热。两药相伍，直入营血，一上一下，一温一寒，而使瘀滞化、经脉通、癥瘕消。

【临床应用】

（1）经闭、痛经，证属寒热互结者。

（2）下肢瘀血所致肿胀、疼痛等症。

【现代研究】桂枝有强心、扩血管的作用。桂皮油能够扩张血管，调节血液循环。桂皮醛、桂皮酸钠能使皮肤血管扩张，并能提高痛阈，产生镇痛作用。

【用法用量】桂枝 6~10g，牡丹皮 6~10g。水煎服。

【使用注意】

（1）脾胃虚寒而泄泻者不宜用。

（2）温热病、阴虚阳盛、血热妄行诸证均忌用。

（3）孕妇及月经过多者慎用。

【按语】桂枝、牡丹皮配伍，出自《金匮要略》桂枝茯苓丸，用于治疗女子经闭腹痛、月经不调，产后恶露不下、腹痛拒按，以及难产、胞衣不下。

丹参　山楂

【单味功用】丹参（见牡丹皮、丹参药对）。

山楂为蔷薇科植物山里红或山楂的干燥成熟果实。味酸、甘，性微温。归脾、胃、肝经。本品既能健脾开胃、消食化积，尤善消化油腻肉积、小儿乳积，用于治疗食滞不化、肉积不消、脘腹胀满、腹痛泄泻等症；又能活血化瘀、消肿，用于治疗产后瘀阻腹痛、恶露不净，以及疝气偏坠胀痛等症。山楂亦有活血化瘀、化浊降脂之功，现代临床中常将其用于治疗高血压、冠心病、高脂血症等。

【配伍机制】丹参味苦，性微寒，具有活血化瘀、通经止痛、清心除烦、凉血消痈的功效；山楂味甘、酸，性微温，具有健脾开胃、消食导滞、活血化瘀的作用。二药配伍，行气活血、祛瘀止痛之力益彰。

【临床应用】

（1）冠心病心绞痛之气滞血瘀证。

（2）高脂血症之气滞血瘀证。

【现代研究】 丹参主要含有二萜类化合物、原儿茶醛及丹参素，具有扩张冠状动脉、增加冠状动脉血流量、预防心肌缺血和心肌梗死、改善微循环、保护心脏的作用，能抑制凝血功能、激活纤溶系统，稳定红细胞膜、提高机体缺氧耐受力，抗脂质过氧化和清除自由基，增加肝脏血流量、保护肝细胞。

山楂的主要成分为黄酮类及有机酸类化合物。黄酮类化合物主要有牡荆素、槲皮素、槲皮苷、金丝桃苷、芦丁；有机酸主要有山楂酸、柠檬酸、熊果酸等。此外，尚含有磷脂、维生素 C、维生素 B_2 等。山楂能促进脂肪分解，增加胃消化酶的分泌量而促进消化功能；能扩张冠状动脉，增加冠状动脉血流量，改善心肌缺血、缺氧，有强心、降压、降血脂、抗动脉粥样硬化、抗心律失常及抗血小板聚集等作用。

【用法用量】 丹参 15~30g，山楂 15~30g。水煎服。

【使用注意】 胃酸过多者不宜使用，婴幼儿用量不宜过大，孕妇慎用。

【按语】 丹参、山楂配伍，为祝谌予教授治疗冠心病经验所得。由于心与胃相毗邻，经络相连，冠心病心绞痛往往表现在胃脘部，易被误诊为胃痛。胃之大络，名曰"虚里"，为心尖搏动之处，可察宗气盛衰。祝老认为，此种类型多由平素恣食肥甘、少劳多逸，脾虚失运，痰湿内生，气机不畅，以致痰浊与瘀血互结，阻塞心脉，不通则痛，而形成心胃同病，常见胸闷不舒、胃脘部疼痛或胀满、嗳气则舒、餐后脘痛加剧、纳差恶心、苔白腻、脉沉滑。治疗用香砂六君子汤加菖蒲、郁金、瓜蒌、薤白，以健脾化痰、通阳活血。随着消化系统症状的改善，心绞痛也会好转。

从调理脾胃着手治疗胸痹心痛，古人对此早有论述。《金匮要略·胸痹心痛短气病脉证治》中所用瓜蒌、薤白、半夏、枳实、陈皮、生姜、薏苡仁、桂枝等均是调理脾胃之药，尤其治疗胸痹虚证所用人参饮（理中汤的异名），更是以温中健胃治疗心痛的典范。后世治疗瘀血胃痛所用丹参饮（丹参、檀香、砂仁），现代常用其治疗心绞痛，亦属心胃同治之法。故祝老说："健脾胃，补中气，脾胃健旺则痰湿自化，脉道通畅。如只执化瘀通络，不审证求因，效果很难理想。"

第九章

祛湿化痰
药对

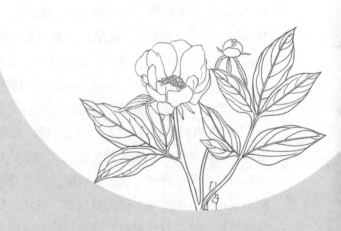

半夏　陈皮

【单味功用】半夏为天南星科植物半夏的干燥块茎。全国大部分地区均有，主产于四川、湖北、江苏、安徽等地。夏、秋二季茎叶茂盛时采挖，除去外皮及须根，晒干，为生半夏；用姜汁、白矾制过入药为姜半夏，或以生石灰制为法半夏使用。味辛，性温。有毒。归脾、胃、肺经。本品味辛，性温而燥，为燥湿化痰、温化寒痰之要药，尤善治脏腑之湿痰。半夏味苦，降逆和胃，为止呕要药，各种原因所致呕吐皆可随证配伍用之。痰饮或胃寒呕吐尤宜，常配生姜同用，如小半夏汤（《金匮要略》）；配黄连，则治胃热呕吐；配石斛、麦冬，则治胃阴虚呕吐；配人参、白蜜，则治胃气虚呕吐，如大半夏汤（《金匮要略》）。半夏可辛开散结、化痰消痞，治痰热阻滞之心下痞满，常配干姜、黄连、黄芩，以苦辛通降、开痞散结，如半夏泻心汤（《伤寒论》）；若配瓜蒌、黄连，可治痰热结胸，如小陷胸汤（《伤寒论》）；治梅核气，气郁痰凝者，常配紫苏、厚朴、茯苓等，以行气解郁、化痰散结，如半夏厚朴汤（《金匮要略》）。本品内服能消痰散结，外用能消肿止痛。治瘰疬痰核，常配昆布、海藻、贝母等；治痈疽发背、无名肿毒初起或毒蛇咬伤，可用生品研末调敷或鲜品捣敷。

陈皮（见青皮、陈皮药对）。

【配伍机制】半夏辛温，归脾、胃、肺经，能燥湿化痰、降逆止呕、消痞散结，为燥湿化痰、降逆止呕之要药。陈皮味辛、苦，性温，气芳香入脾、肺，辛以行气，苦以降气。又苦以燥湿，芳香化湿，温化寒湿，湿去则脾健，脾健则水湿得运，水湿得运则无以为痰。且痰去气自顺，气顺痰自消，气顺痰消则咳呕自止。故为行气健脾、燥湿化痰、降逆止呕之要药，凡脾肺气滞、痰湿内阻诸证皆可用。

半夏得陈皮之助，则气顺而痰自消；陈皮得半夏之助，则痰除而气自下，理气和胃之功更著。二药配伍，相互促进，散降有序，使脾气运而痰自化，气机畅则痞自除，胃和降则呕自止，共奏燥湿化痰、健脾和胃、理气止呕之功。

【临床应用】

（1）痰湿为患，阻遏胸膈所致胸膈胀闷、咳嗽痰多等症。

（2）脾胃不和，纳运失司，痰湿内阻，升降失常所致脘腹胀痛、恶心呕吐。

【现代研究】半夏可通过抑制呕吐中枢而止呕，其各种炮制品对实验动物均有明显的止咳作用。半夏有显著的抑制胃液分泌的作用，其水提醇沉液对多原因所致胃溃疡有显著的预防和治疗作用。

陈皮水煎剂对家兔、小鼠离体肠管的运动及麻醉兔、犬的胃肠运动均有直接抑制作用；陈皮挥发油的主要有效成分柠檬烯有刺激性祛痰作用。

【用法用量】半夏 6~10g，陈皮 6~10g。水煎服。

【使用注意】药性温燥，热痰、燥痰者及孕妇慎用。

【按语】半夏、陈皮配伍，在《太平惠民和剂局方》中名曰橘皮半夏汤，用于治疗痰饮、食积，以及伤寒时气、恶心呕吐、目眩昏闷、瘴疟。

治痰须分燥痰、湿痰。治燥痰用海蛤壳、竹茹、竹沥、贝母，不宜用此药对，治湿痰可用半夏、陈皮，配伍茯苓、白芥子等，用时宜审。

杏仁　川贝母

【单味功用】杏仁（见麻黄、杏仁药对）。

川贝母为百合科植物川贝母、暗紫贝母、甘肃贝母、梭砂贝母、太白贝母或瓦布贝母的干燥鳞茎。味苦、甘，性微寒。归心、肺经。本品苦泄甘润，微寒清热，既能清肺凉心、润肺化痰，又能开郁散结、清泄胸中郁结之火，用于治疗外感风热咳嗽，肺虚久咳之痰少咽燥，痰火郁结之咳痰黄稠，肺痨咳嗽之痰中带血或咯血。

【配伍机制】杏仁辛苦微温，辛能散邪，苦可下气，温可宣滞，其治重在宣降肺气，气降则咳喘平，郁滞宣则痰浊除。川贝母味苦、甘，性微寒，甘以润燥，苦以化痰，微寒以清金除热，其治重在化痰兼清痰热，痰化则咳喘平，热清则肺金宁。二者伍用，一温一凉，一降一润，一以治气，一以治痰，润降合法，则气利痰消，咳喘自宁。

【临床应用】

（1）肺虚久咳，痰少咽燥。

（2）外感风邪，痰热郁肺，症见咳嗽不已、咳吐黄痰等。

【现代研究】杏仁能轻度抑制呼吸中枢，而起到止咳、平喘的作用。川贝母具有止咳、祛痰、平喘、扩张支气管等作用。

【用法用量】杏仁 6~10g，川贝母 6~10g。水煎服。

【使用注意】脾虚便溏者慎用。

知母 川贝母

【**单味功用**】知母（见石膏、知母药对）。川贝母（见杏仁、川贝母药对）。

【**配伍机制**】知母苦寒而润，既能清肺泻热，又可润肺滋阴。川贝母能清热化痰、散结消痈，长于润肺化痰止咳。二药非同类之品，配对合用则相辅相成，共奏清肺化痰、润肺止咳之功，最宜用于肺痨虚热之咳嗽痰少。大凡肺痨有热、阴液耗伤，多见燥痰咳嗽，若服补肺之阳药，则热益亢而阴越亏；用苦寒之阴药，则肺燥而热不平；投甘凉滋阴之品，则恐过腻而助湿生痰。唯用此二药，既可清热化痰而不伤阴，又可滋阴润肺以补虚润燥。药虽两种，却具有虚、热、痰、燥四者并治之妙。

【**临床主治**】

（1）阴虚火旺，肺脏受累之阴虚燥咳诸症，症见咳嗽痰少、久久不愈、口干舌红等。

（2）肺热咳嗽，痰壅喘急。

（3）肺痨咳嗽，证属阴虚肺热者。

【**现代研究**】川贝母及其所含生物碱有明显的祛痰止咳作用，对由乙酰胆碱和组胺致喘的豚鼠有显著的平喘作用。

知母的主要化学成分有知母皂苷、薯皂苷、皂苷、芒果苷、异芒果苷等，尚含有知母多糖、生物碱、有机酸，以及多种金属元素、黏液质等，有解热、抗炎、抗病原微生物、调节免疫功能等作用。

【**用法用量**】知母 6~10g，川贝母 6~10g。水煎服。

【**使用注意**】脾虚泄泻者慎用。

【**按语**】川贝母、知母配伍，名曰二母散，出自《太平惠民和剂局方》，治阴虚咳嗽、发热。亦可与沙参、麦冬、瓜蒌参合，其效更著。

杏仁 葶苈子

【**单味功用**】杏仁（见麻黄、杏仁药对）。

葶苈子为十字花科植物独行菜或播娘蒿的干燥成熟种子。前者称"北葶苈子"，主产于河北、辽宁、内蒙古、吉林等地；后者称"南葶苈子"，主产于江苏、山东、安徽、浙江等地。夏季果实成熟时采割植株，晒干，搓出种子，除去杂质。生用或炒用。味苦、辛，性大寒。归肺、膀胱经。本品苦降辛散，性寒清热，专泻肺中水饮及痰火而平喘咳，泄肺气之壅闭而通调水道、利水消肿。治腹水肿满属湿热蕴阻者，常配伍防己、椒目、大黄，即已椒苈黄丸（《金匮要略》）；治结胸、胸水、腹水肿满，常配伍杏仁、大黄、芒硝，即大陷胸丸（《伤寒论》）。

【配伍机制】 杏仁宣中有降，功能利肺气、平咳喘、润大肠；葶苈子开泄肺气，下通膀胱，能利水消饮、祛痰平喘。水结因于气结，气结因于热邪，杏仁开肺气，气利则痰水自消，葶苈子清气分之热，兼利水邪。二者相伍，共奏宣肺平喘、利水祛痰之功。

【临床应用】

（1）痰阻气滞所致急、慢性气管炎，哮喘，症见咳嗽、气喘、咳吐白痰等。

（2）水肿、腹水，属水湿痰饮停蓄者。

【现代研究】 葶苈子有平喘及利尿作用。杏仁中苦杏仁苷约占30%，杏仁油约占50%，又含蛋白质和多种游离氨基酸。苦杏仁苷在体内分解的产物氢氰酸，有剧毒，但微量氢氰酸能抑制呼吸中枢而有止咳平喘作用。

【用法用量】 杏仁6~10g。葶苈子6~10g。水煎服。

【使用注意】 肺虚喘咳、脾虚肿满者忌用。

【按语】 杏仁、葶苈子配伍，可见于祝谌予教授之五子定喘汤，用于治疗支气管哮喘。

哮喘为疑难病症，明代张景岳云："喘有夙根遇寒即发，或遇劳即发者，亦名哮喘。"所谓夙根，是指肺脏所伏之痰浊、水饮，为哮喘病屡发屡止的潜在病理因素。祝谌予教授云："治喘先治痰，治痰宜调气。"治稀痰，与半夏曲、旋覆花为伍；治稠痰，与海浮石、旋覆花合用；治顽痰，与海浮石、黛蛤散参合，亦可与三子养亲汤合用。调气，取杏仁、葶苈子，盖杏仁宣肺平喘，葶苈子泻肺行水，一宣一泻，气机通，哮喘自平矣。若因外感风寒、风热诱发者，宜与荆芥、防风，或与桑叶、菊花配伍使用。

杏仁、葶苈子配伍，在《肘后备急方》中名曰葶苈散，用于治疗水肿、腹水。盖葶苈子泻肺行水，杏仁宣降肺气，参合为用，水道通调则腹大、水肿可消。

苍术　白术

【单味功用】 苍术为菊科植物茅苍术或北苍术的干燥根茎。前者主产于江苏、湖北、河南等地，以产于江苏茅山一带者质量最好，故名茅苍术。后者主产于内蒙古、山西、辽宁等地。春、秋二季采挖，晒干，切片。生用、麸炒或米泔水炒用。味辛、苦，性温。归脾、胃、肝经。苦温燥湿以祛湿浊，辛香健脾以和脾胃。本品辛散苦燥，长于祛湿，故痹证湿胜者尤宜，可与薏苡仁、独活等祛风湿药同用，如薏苡仁汤（《类证治裁》）；治湿热痹痛，可配石膏、知母等清热泻火药，如白虎加苍术汤（《普济本事方》）；与黄柏、薏苡仁、牛膝配伍，即四妙散（《成方便读》），可治疗湿热痿证；若与龙胆草、黄芩、栀子清热燥湿药同用，可治湿浊带下及下部湿疮、湿疹等。本品辛香燥烈，能开肌腠而发汗，祛肌表之风寒，又因其长于胜湿，故以风寒表证夹湿者最为适宜。此外，本品尚能明目，治疗夜盲症及眼目昏涩，可单用或与羊肝、猪肝蒸煮同食。

白术（见枳实、白术药对）。

【配伍机制】 苍术味辛、苦，性温，辛香以发散，芳香以化湿，苦温以燥湿，外可祛风湿之邪，内可化脾胃之湿，故为燥湿健脾、祛风湿之要药。凡湿邪为病，不论上下表里，皆可随证配伍使用。白术味甘、苦，性温，入脾、胃经。《黄帝内经》曰："脾苦湿，急食苦以燥之。……脾欲缓，急食甘以缓之。"脾主运化，喜燥而恶湿，得阳则运化，得升则健。白术甘以补脾，苦则燥湿以健脾，温则养脾胃阳气。其补气之力，虽不及参、芪，然温燥之性较强，为补中焦脾胃之要药，兼能燥湿利水，对脾虚有湿者尤宜。二药相伍，一散一补，互为促进，共奏补脾益气、运脾燥湿之功，从而使中焦得健，脾胃纳运如常，水湿得以运化。

【临床应用】

（1）脾胃失健，纳运失常之消化不良，症见食欲不振、恶心呕吐等。

（2）湿阻中焦，气机不利所致胸脘满闷、呼吸不畅诸症。

（3）湿气下注，水走肠间，症见腹胀、肠鸣、泄泻等。

【现代研究】 苍术挥发油能够明显缓解副交感神经递质乙酰胆碱引起的肠痉挛。苍术制剂能对抗肾上腺素引起的肠肌松弛。苍术醇有促进胃肠运动的作用，对胃平滑肌收缩也有微弱的促进作用。

白术对肠管活动有双向调节作用，对处于兴奋状态的肠管呈抑制作用，而对抑制状态下的肠管呈兴奋作用；有预防实验性胃溃疡的作用，能明显促进小肠蛋白质的合成并提高细胞免疫功能。

【用法用量】 苍术 6~10g，白术 10~15g。水煎服。

【使用注意】 阴虚内热、气虚多汗、津伤亏耗者慎用。

【按语】苍术、白术配伍，出自《张氏医通》，用于治疗脾虚痰食不运。《玉楸药解》曰："白术守而不走，苍术走而不守，故白术善补，苍术善行。其消食纳谷，止呕住泻，亦同白术，而泻水开郁，则苍术独长。"吕景山尝治慢性肝炎，对于因脾胃虚弱，纳运失职，而表现为脘腹胀满、恶心呕吐，甚或下肢微肿者，屡获良效。若午后腹胀较甚，参合小乌附汤（乌药、香附），则行气消胀之力益彰，且无耗散正气之弊。施今墨先生临证处方时，苍术、白术习惯用炒品，一则可去其燥，二则能增强健脾之功。

二药运用，颇有法度。《本草崇原》云："凡欲补脾，则用白术，凡欲运脾，则用苍术，欲补运相兼，则相兼而用。如补多运少，则白术多而苍术少；运多补少，则苍术多而白术少。"

苍术　防风

【单味功用】苍术（见苍术、白术药对）。防风（见荆芥、防风药对）。

【配伍机制】苍术辛散苦燥，外能解风湿之邪，内能燥湿健脾，为治湿之要药；防风辛甘微温，祛风解表，胜湿止痛，为治外风之要药。苍术偏燥湿，防风偏祛风。二药合用，祛风发汗，一燥一散，则风湿俱除。

【临床应用】

（1）风湿内盛之水泻（便泄如水之状）、飧泄（又名水谷利，指泄泻完谷不化）。

（2）外感风寒，症见发热无汗等。

【现代研究】防风具有解热、镇痛作用，能够抗菌、抗炎、增强免疫功能，还能抑制离体十二指肠、离体气管和回肠平滑肌收缩。

【用量用法】苍术 6~10g，防风 6~10g。水煎服。

【使用注意】阴虚内热、气虚多汗、血虚痉急者，或头痛不因风邪者忌用；体虚风动发痉者慎用。

【按语】苍术、防风配伍，出自元代医家王好古《阴证略例》神术汤，又名海藏神术散。王氏以苍术二两、防风二两、甘草一两共研粗末，加生姜、葱白水煎服，以治内伤冷饮，外感寒邪而无汗者。明代医家虞抟以苍术二钱、防风一钱治泄泻、头痛、脉弦，名曰苍术防风汤。张元素以苍术、防风为君，治疗痔漏。

白术　茯苓

【单味功用】白术（见枳实、白术药对）。

茯苓，又名云苓，为多孔菌科真菌茯苓的干燥菌核。味甘、淡，性平。归心、肺、脾、胃、肾经。甘则能补、淡则能渗，本品既能扶正，又能祛邪，功专益心脾、利水湿，且补而不峻、利而不猛，为健脾渗湿之要药，可用于治疗脾虚运化失常，水湿内蕴，症见食少脘闷、便溏泄泻，或痰饮停滞、咳逆胸闷，或小便不利、水肿等症；还能宁心安神，用于治疗心悸、失眠等症。

【配伍机制】白术、茯苓均为健脾除湿药。脾喜燥而恶湿，白术甘以健脾，苦温燥湿，功偏健脾燥湿；茯苓甘以健脾，淡以利湿，功擅渗湿而益脾。二药合用，一燥一渗，运利结合，使水湿除而脾气健，健脾气而运水湿，为平补平利之剂。

【临床应用】

（1）脾虚不运，饮停心下，症见头晕目眩、痞满吐泻、食欲不振。

（2）脾虚盗汗。

（3）梅尼埃病，属脾虚饮停者。

（4）中风后遗症，偏瘫肢体肿胀，属脾虚饮停者。

【现代研究】白术对肠管运动有双向调节作用，能防治实验性胃溃疡、促进小肠内蛋白质合成；有强壮作用，能使小鼠体重增加；能提高免疫功能，有一定升高白细胞水平的作用。

茯苓具有利尿、镇静、抗肿瘤、降血糖、增强心肌收缩力的作用。茯苓多糖有提高免疫功能的作用，还能护肝、减少胃液分泌、防治胃溃疡。

【用法用量】白术 10~15g，健脾补气宜炒用，燥湿利水宜生用；茯苓 10~15g。水煎服。

【按语】茯苓、白术配伍，名曰茯苓汤，出自《景岳全书》，治湿热泄泻。金代张元素《医学启源》以茯苓、白术为君治疗水泻。

茯苓、白术，伍以桂枝、甘草，名曰苓桂术甘汤，用于治疗痰饮病，症见胸胁支满、心悸目眩、短气而咳、大便溏、口不渴、舌苔白滑、脉弦滑等。尝治一女性患者，久罹慢性泄泻，每日大便 3~5 次。近半年来，又眩晕（梅尼埃病），治之不愈，投以茯苓30g、白术15g、桂枝10g、甘草6g为治。药服 3 剂，病去一半；又进 5 剂，眩晕未再发作，大便恢复正常；观察半年余，几如常人。

在《古今医统大全》中名日术苓汤，治脾虚盗汗。盖脾气虚弱，清气不升，元气下流，阴火自生，夜间蒸津而出，是谓盗汗。白术健脾益气，茯苓健脾养心，二药参合，使脾气健、元气充、阴火降、心神安、内无热扰，则盗汗自止。

半夏　竹茹

【单味功用】半夏（见半夏、陈皮药对）。

竹茹，又名竹皮，为禾本科植物青秆竹、大头典竹或淡竹的茎秆的干燥中间层，即去掉外皮后，稍带绿色的中间层所刮下的纤维。味甘，性微寒。归肺、胃、心、胆经。本品味甘而淡，气寒而滑，既能清化痰热、清热除烦，用于治疗肺热咳嗽之咳痰黄稠，以及痰火内扰之心烦不安、失眠等症；又能清胃热、止呕吐，用于治疗胃热呕吐，症见口臭、喜寒畏热、呕吐酸苦物、舌苔黄腻，可见于急性胃炎、妊娠剧吐及热性病。此外，亦可用于治疗胃寒呕吐，但需姜制入药，以增强温胃散寒、和胃止呕之力。

【配伍机制】半夏燥湿化痰，降逆止呕，消痞除满；竹茹消痰开郁，清热止呕。半夏性温，善祛湿痰而和胃止呕；竹茹微寒，长于清化热痰，清胆和胃而止呕。二药相伍，一寒一热，相制为用，健脾燥湿、和胃止呕之力增强。

【临床应用】

（1）脾胃不和，胃气上逆所致恶心呕吐等。

（2）痰浊为患，症见眩晕、虚烦不眠。

（3）痰饮内盛所致妊娠恶阻诸症。

（4）放、化疗后恶心呕吐，属痰涎壅盛者。

（5）脑胶质瘤，证属痰热交结，蒙闭清窍者。

【现代研究】半夏含左旋麻黄碱、胆碱、挥发油、β–氨基丁酸、α–氨基丁酸、3,4–二羟基苯甲醛、尿黑酸、β–谷甾醇及其葡萄糖苷等。半夏水煎剂有止吐作用，其机制可能与半夏所含生物碱成分有关；但生半夏有催吐作用，可能是其所含 3,4–二羟基苯甲醛及尿黑酸所致。

【用法用量】半夏 6~10g，竹茹 6~10g。水煎服。

【使用注意】生半夏有催吐作用，需慎用，或与生姜并用以降低毒性。

【按语】半夏、竹茹配伍，出自温胆汤，用于治疗胆怯易惊、虚烦不宁、失眠多梦、呕吐呃逆、癫痫等。施今墨先生临证，习用姜制之品，意在增强温中散寒止呕之力也。

第十章

固涩药对

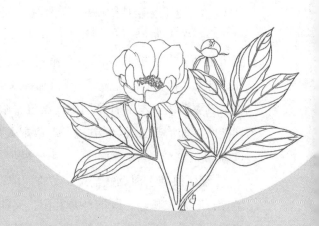

肉豆蔻　补骨脂

【单味功用】肉豆蔻，又名豆蔻、肉果，为肉豆蔻科植物肉豆蔻的干燥种仁。味辛，性温。归脾、胃、大肠经。本品辛温气香，气味俱升，既能温中散寒、行气消胀、健胃消食，用于治疗脾胃虚寒之食欲不振、腹胀、肠鸣腹痛及小儿食积等症；又能温中散寒、涩肠止泻，用于治疗虚泻（久泻不止，正气渐衰）、冷痢及五更泄泻。但是，肉豆蔻生品入药有滑肠作用，宜以面裹煨，降低其烈性后再用。

补骨脂为豆科植物补骨脂的干燥成熟果实。主产于陕西、河南、山西、江西、安徽、广东、四川、云南等地，栽培或野生。秋季果实成熟时采收，晒干。生用，炒或盐水炒用。味苦、辛，性温。归肾、脾经。本品苦辛温燥，善壮肾阳、暖水脏，常与菟丝子、胡桃肉、沉香等同用，治肾虚阳痿，如补骨脂丸（《太平惠民和剂局方》）；与杜仲、胡桃肉同用，治肾虚阳衰，风冷侵袭之腰膝冷痛等，如青娥丸。本品又善补肾助阳、固精缩尿，单用有效，亦可随证配伍他药。本品能壮肾阳、暖脾阳、收涩止泻，与肉豆蔻、生姜、大枣为丸，如二神丸（《普济本事方》），或再加吴茱萸、五味子，如四神丸（《证治准绳》），均治五更泄泻。本品补肾助阳、纳气平喘，多配伍胡桃肉、蜂蜜等，可治虚寒性喘咳，如治喘方（《医方论》），或配人参、木香等治疗虚喘痨嗽（《是斋百一选方》）。

【配伍机制】肉豆蔻辛温，芳香而涩，可温中行气、涩肠止泻。补骨脂苦辛温燥，归肾、脾经，既能补肾壮阳，又能温脾止泻，且具收敛固涩之性，为治疗脾肾阳虚、下元不固之要药。肉豆蔻以温脾涩肠而止泻，补骨脂以补肾助阳而止泻，二药配伍，一涩一温，具有脾肾双补、涩肠止泻之效。

【临床应用】

（1）脾肾阳虚之虚冷泄泻、日久不愈。

（2）五更泄泻，症见肠鸣腹痛、泻后则安等。

（3）产后泻痢，证属肾阳衰弱者。

（4）腰痛，证属肾阳衰弱者。

（5）水肿，证属脾肾阳虚，水湿为患者。

【现代研究】肉豆蔻油少量服用可促进胃液分泌，刺激胃肠蠕动，增加食欲；大量服用对胃肠道有抑制作用。

补骨脂能够通过调节神经系统和循环系统，促进骨髓造血，增强免疫和内分泌功能，从而发挥抗衰老作用。补骨脂酚有雌激素样作用。

【用量用法】肉豆蔻 6~10g，补骨脂 6~10g。水煎服。

【使用注意】阴虚火旺及湿热积滞泻痢者忌用。孕妇禁用。

【按语】肉豆蔻、补骨脂配伍，名曰二神丸，出自《普济本事方》。治脾胃虚寒，不思饮食，五更泄泻，久泻不止。明代孙一奎用以治疗脾胃虚弱，全不思食，服补脾药不效者。清代张璐以补骨脂、肉豆蔻各等份，治肾阳虚之五更泄泻。

夫慢性泄泻，有脾虚不能制水者，有肾虚不能行水者。前者以肉豆蔻之辛温，温脾以制水；后者用补骨脂之辛燥，补肾以行水。二药相合，脾肾双补，泄泻可除。二者用量多少，应随证化裁。肾虚为主者，主取补骨脂，佐以肉豆蔻；脾虚为甚者，主选肉豆蔻，佐以补骨脂。正如《祖剂》谓："孙真人言补肾不若补脾，予曰补脾不若补肾，肾气虚弱则阳气衰劣，不熏蒸脾胃，脾胃气寒，令人胸膈痞塞，不进饮食，迟于运化，或腹胁虚胀，或呕吐痰涎，或腹鸣泄泻……用破故纸补肾，肉豆蔻补脾，二药虽兼补，但无斡旋，子往往常加木香以顺其气，使仓廪空虚则受物矣。"

赤石脂　禹余粮

【单味功用】赤石脂为硅酸盐类矿物多水高岭石族多水高岭石，以其色赤、质地细腻如油脂而得名。味甘、酸、涩，性温。归胃、大肠经。本品甘温、质重、色赤，故能重坠下降而直入下焦血分，能涩肠固下、收敛止血，用于治疗下焦不固之虚寒痢疾（久泻、久痢不止，排脓血便，腹痛喜按）、休息痢（大便夹杂黏液白冻，如鱼脑状，伴有里急后重），以及下焦虚寒之月经过多、崩漏、带下、大便下血等症。此外，本品研末外用尚有生肌收口之效，可用于治疗疮痈溃后久不收口。

禹余粮为氢氧化物类矿物褐铁矿。味甘、涩，性微寒。归胃、大肠。本品质体重坠，功专涩下固脱、涩肠止泻、收敛止血，用于治疗伤寒下利不止、心下痞硬，肾阳虚所引起的久泻、久痢，以及大便下血、月经过多、崩漏带下等症。

【配伍机制】赤石脂酸涩收敛，能涩肠止泻，又可入血分而止血生肌；禹余粮甘涩，入气分而止泻、止血。两药合用，一血一气，取其涩可固脱、重可下达之意。

【临床应用】

（1）伤寒误下后，下利不止，利在下焦。

（2）脾肾阳虚之久泻久痢、滑脱不止。

（3）下焦虚寒之月经过多、崩中漏下、赤白带下、大便下血等。

（4）肺气不足，肠寒不固之大肠咳。

现代临床中亦可用于治疗经久不愈之慢性肠炎、慢性痢疾、溃疡性结肠炎等。

【现代研究】赤石脂含有大量硅酸铝，口服能吸附消化道内的磷、汞、细菌毒素、异常发酵产物及炎性渗出物等，并能覆盖肠黏膜，以减少对胃肠道的刺激，而呈吸附性止泻作用。

禹余粮生品水煎液具有明显缩短小鼠凝血、出血时间的作用，但经煅制、醋制后抗凝作用不明显。禹余粮还可增强机体免疫功能。

【用量用法】赤石脂 10~15g，禹余粮 10~25g。打碎先煎。

【使用注意】实证、湿热积滞者禁用，孕妇慎用。

【按语】赤石脂、禹余粮配伍，出自《伤寒论》赤石脂禹余粮汤。治伤寒误下后，下利不止，利在下焦者。在《医宗金鉴》中用于治疗久利不止，大肠虚脱，服理中丸而利益甚者，其中记载："然大肠之不固，仍责在胃，关门之不紧，仍责在脾。此二味皆土之精气所结，能实胃而涩肠，盖急以治下焦之标者，实以培中宫之本也。"明代孙一奎以赤石脂、禹余粮各二两水煎服，治"大肠腑发咳，咳而遗溺"。

吕景山认为，凡属久泻、久痢者，如慢性肠炎、慢性痢疾、溃疡性结肠炎等疾病，均宜使用此药对。若参合补骨脂、肉豆蔻、黑升麻、黑芥穗等，其效更佳。

金樱子　芡实

【单味功用】金樱子为蔷薇科植物金樱子的干燥成熟果实。味甘、酸、涩，性平。归肾、膀胱、大肠经。本品气味俱降，以甘补中，以涩止脱，以酸收阴，既能收敛固脱、涩肠止泻、固肾止带，用于治疗久泻、久痢不止及脾肾不足之带下病等；又能收摄精气、固精缩泉，用于治疗肾气不固所引起的遗精、小便白浊、小便频数、遗尿等。

芡实为睡莲科植物芡的干燥成熟种仁。主产于湖南、江西、安徽、山东等地。秋末冬初采收成熟果实，除去果皮，取出种仁，再除去硬壳，晒干。捣碎生用或炒用。味甘、涩，性平。归脾、肾经。本品甘涩收敛，既能益肾固精、健脾除湿、收敛止泻，用治脾虚湿盛之久泻不愈，常与白术、茯苓、扁豆等药同用；又能益肾健脾、收敛固涩、除湿止带，为治疗带下证之佳品。若治脾肾两虚之带下清稀，常与党参、白术、山药等药同用；若治湿热带下，则配伍清热利湿之黄柏、车前子等，如易黄汤（《傅青主女科》）。

【配伍机制】金樱子、芡实均为收涩类药物。金樱子味酸、涩而性温，功专固涩，入肾经而固精缩尿止带。芡实味甘、涩而性平，具益肾固精、健脾止泻、除湿止带之功。二药配对，相须为用，既能益肾敛阴，又可涩肠固脱。

【临床应用】

（1）脾肾两虚之久泻不止。

（2）肾气不固之男子遗精、女子赤白带下。

【现代研究】金樱子水提取物能抑制家兔离体空肠平滑肌的自主收缩，拮抗乙酰胆碱、氯化钡引起的家兔离体空肠平滑肌痉挛性收缩。

【用量用法】金樱子 6~12g，芡实 10~15g。水煎服。

【使用注意】有实火、邪热者，二便不利者忌用；食滞不化者慎用。

【按语】金樱子、芡实各等份合用，名曰水陆二仙丹，出自《证治准绳》，用于治疗肾虚所致男子遗精、白浊，以及女子带下诸症。将此药对用于治疗慢性腹泻亦有良效。

桑螵蛸　海螵蛸

【单味功用】桑螵蛸为螳螂科昆虫大刀螂、小刀螂或巨斧螳螂的干燥卵鞘。味甘、咸，性平。归肝、肾经。本品能补肾固精缩尿，用于治疗下元虚冷，不能固涩所引起的遗精、早泄、尿频、遗尿及小便白浊等症。

海螵蛸，又叫乌贼骨，为乌贼科动物无针乌贼或金乌贼的干燥内壳。其形如螵蛸，且出于海中，故名海螵蛸。味咸、涩，性温。归脾、胃经。本品内服，既能收敛止血，用于治疗咯血、吐血、尿血、便血及崩漏下血等症；又能收敛固涩，用于治疗泻痢、遗精、带下；还能制酸止痛，用于治疗吞酸、胃脘疼痛等症。此外，乌贼骨研末外用，能收湿敛疮，用于治疗疮疡脓多、疮面久不愈合，以及湿热火毒之疮疡、湿疹等。

【配伍机制】桑螵蛸入肾，甘主补，偏于补肾助阳，又具收敛之性。海螵蛸咸能入血，涩能收敛，微温和血，固涩力较强，善收涩止血、固精止带、收湿敛疮，又能制酸止痛。二药合用，标本兼治，相辅相成，共奏益肾助阳、固精缩尿、摄血止带之功。

【临床应用】下元不固之小便频数、小便失禁、小儿遗尿，男子遗精、早泄，女子崩漏带下。现代临床中亦可用于治疗中老年前列腺肥大等疾病。

【现代研究】桑螵蛸具有轻微的抗利尿及敛汗作用。

【用量用法】桑螵蛸6~10g，海螵蛸10~12g。打碎先煎。

【使用注意】阴虚火旺或内有湿热之遗精者，以及膀胱湿热之小便频数者忌用。

【按语】桑螵蛸、海螵蛸，为施今墨先生常用药对。海螵蛸功擅止血、制酸，亦可固精止带，尚无补益之功；桑螵蛸功专固精缩尿，且有益肾之力。二药相合，收涩作用益彰，故凡下元不固引起的前后二阴病变均可选用。

茯苓　益智仁

【单味功用】茯苓（见白术、茯苓药对）。

益智仁为姜科植物益智的干燥成熟果实。味辛，性温。归脾、肾经。本品辛温气香，既能温补肾阳、收敛固精缩尿，用于治疗脾肾阳虚，下元虚冷所引起的遗精、早泄、尿频、遗尿、小便白浊等症；又有温胃逐寒、暖脾止泻、摄涎唾之功，用于治疗脾阳不振，运化失常所引起的虚寒泄泻、腹部冷痛，以及因脾胃虚而廉泉不摄所引起的口涎自流。

【配伍机制】茯苓善于健脾补中、利水渗湿，益智仁长于温肾壮阳、固精缩尿。两药相伍，一利一涩，具有温肾助阳、健脾利湿之功。

【临床应用】

（1）下元虚寒之小便淋漓不畅、小便白浊等症。

（2）脾肾虚寒之泄泻。

【现代研究】益智仁能抑制钠钾泵，具有利尿作用，并能抑制肠管收缩。

茯苓能够直接松弛家兔离体肠管。有研究表明，茯苓具有利尿作用，可能与影响肾小管中钠离子的重吸收有关。

【用量用法】茯苓10~15g，益智仁6~10g。水煎服。

【使用注意】虚寒滑精、气虚下陷及阴虚火旺者，或因热而患遗尿、滑精、崩漏、带下者忌用。

【按语】茯苓、益智仁参合，在《增补内经拾遗》中名曰益智子汤，治肾虚遗尿。盖益智仁温肾缩尿，茯苓健脾利水，二药伍用，脾肾双补，使膀胱开阖有度，则遗尿自止。若与萆薢30g、石菖蒲10g、乌药10g参合，用于治疗中老年男性前列腺肥大所引起的小便淋漓不畅等症，亦有良效。

诃子　肉豆蔻

【单味功用】诃子为使君子科植物诃子或绒毛诃子的干燥成熟果实。主产于云南及广东、广西等地。秋冬二季采取，晒干。若用果肉，则去核。生用或煨用。味苦、酸、涩，性平。归肺、大肠经。本品酸涩性收，入于大肠，善能涩肠止泻，为治疗久泻、久痢之常用药物。本品酸涩而苦，既能敛肺下气止咳，又能清肺利咽开音，为治失音之要药。治肺虚久咳所致失音者，可与人参、五味子等同用；治痰热郁肺所致久咳失音者，常与桔梗、甘草同用，如诃子汤（《黄帝素问宣明论方》）；治久咳失音，咽喉肿痛者，常与青黛、冰片等制为蜜丸噙化，如清音丸（《医学统旨》）。

肉豆蔻（见肉豆蔻、补骨脂药对）。

【配伍机制】诃子酸苦而涩，涩肠止泻，敛肺利咽；肉豆蔻辛温，气味俱升，健胃温中，行气消食，涩肠止泻。二药合用，温中涩肠止泻之力增强。

【临床应用】久泻久痢，证属脾肾两虚者。

【现代研究】诃子对痢疾志贺菌有较强的抑制作用，其机制可能与鞣质使菌体蛋白凝固有关；有抗流感病毒作用；对细菌性痢疾或肠炎所导致的黏膜溃疡有保护作用。诃子素具有类似罂粟碱的解痉作用。

【用量用法】诃子10~15g，肉豆蔻10~15g。水煎服。

【使用注意】凡外邪未解，内有湿热火邪者，以及湿热泻痢者忌用。

【按语】诃子、肉豆蔻配伍，是为治疗久泻久痢而设。盖泄泻日久，脾气虚弱，气损及阳，寒从中生，水失温化，清阳不升，浊阴不降。脾肾阳虚者，与制附片、干姜炭伍用；脾虚湿盛者，与苍术、白术，或与茯苓、白术参合；有滑脱之势者，与赤石脂、禹余粮伍用；脾胃气虚，痰阻气滞者，与香砂六君子汤合用。

乌药　益智仁

【单味功用】乌药（见香附、乌药药对）。益智仁（见茯苓、益智仁药对）。

【配伍机制】乌药温散下焦虚寒，行散膀胱、肾间冷气，以助膀胱气化而固涩小便；益智仁温摄肾气归元，辅以乌药祛寒，温膀胱而助气化。两药合用，温肾祛寒，缩尿止遗，使下焦寒去，而恢复肾与膀胱之功能，作用专而力宏。

【临床应用】

（1）下元虚冷之小便频数、小儿遗尿。

（2）中老年人前列腺肥大，属肾阳虚衰者。

【用量用法】乌药 6~10g，益智仁 6~10g。水煎服。

【使用注意】阴虚火旺者忌用，孕妇慎用。

【按语】乌药、益智仁各等份使用，出自《校注妇人良方》缩泉丸，用于治疗下元虚冷之小便频数、小儿遗尿等症。朱丹溪加入川草薢、石菖蒲各等份，名曰草薢分清饮，功专固肾利湿、分清化浊，以治真元不固之小便频数，混浊不清，白如米泔，积如膏糊。近年来，祝谌予教授重用草薢，每服 30g，以治中老年前列腺肥大，疗效满意。若与血余炭、六一散、车前草、墨旱莲相伍，其效更著。

山药　芡实

【单味功用】山药（见黄芪、山药药对）。芡实（见金樱子、芡实药对）。

【配伍机制】山药甘平，既可补脾气，又可养脾阴，且能培土生金而益肺，后天养先天而补肾，为平补脾、胃、肺、肾之气阴常用之品。芡实甘涩，甘能健脾以祛湿，涩能收敛以固脱。然山药之补，有过于芡实，芡实之涩，更有甚于山药。二药合用，补益之中兼能收涩，补涩同用，补脾益肾，固涩之力得以加强。

【临床应用】

（1）脾肾两虚之泄泻日久。

（2）遗精滑精，证属肾虚精关不固者。

（3）女子带下诸症。

【现代研究】山药对大鼠脾虚模型有预防和治疗作用，能够双向调节离体肠管运动，有助消化作用。

【用量用法】山药 10~15g，芡实 10~15g。水煎服。

【使用注意】二便不利者禁用；湿盛中满，或有实邪、积滞者，或食滞不化者慎用。

【按语】山药与芡实配伍，出自《本草新编》："芡实不特益精，且能涩精，补肾至妙药也……与山药并用，各为末，日日米饮调服。"盖慢性泄泻、遗精滑精、女子带下，汤剂治之疗效不佳，二药研为细末作为饮食调理为之上策。

血余炭　乌梅

【单味功用】血余炭为人发制成的炭化物。各地均有。收集头发，除去杂质，用碱水洗去油垢，清水漂净，晒干，焖煅成炭用。味苦，性平。归肝、胃经。发乃血之余，故可入血，以炭入药，故有收涩止血之功，且能消瘀，有止血而不留瘀的特点，可用于各种出血证，尤多用于治疗咳血、衄血、吐血、血淋、尿血等，既可内服，也可外用。本品苦降下行，能化瘀通窍、通利水道，用治小便不利，常与滑石、白鱼同用，如滑石白鱼散（《金匮要略》）。

乌梅为蔷薇科植物梅的干燥近成熟果实。主产于浙江、福建、云南等地。夏季果实近成熟时采收，低温烘干后闷至皱皮，色变黑时即成。去核生用或炒炭用。味酸、涩，性平。归肝、脾、肺、大肠经。本品味酸而涩，其性收敛，入肺经能敛肺气、止咳嗽，入大肠经而有良好的涩肠、止泻痢作用，为治疗久泻久痢之常用药。蛔得酸则静，本品极酸，具有安蛔止痛、和胃止呕之功，为安蛔之良药，适用于腹痛、呕吐、四肢厥冷之蛔厥证，常配伍细辛、川椒、黄连、附子等同用，如乌梅丸（《伤寒论》）。本品善能生津液、止烦渴，治虚热消渴，可单用煎服，或与天花粉、麦冬、人参等同用，如玉泉散（《沈氏尊生书》）。此外，本品炒炭后，涩重于酸，收敛力强，能固冲止漏，可用于治疗崩漏不止、便血等。外敷能消疮毒，可治胬肉外突、头疮等。

【配伍机制】血余炭苦泄散瘀，炭能止血，止血不留瘀；乌梅酸涩之味浓厚，长于敛肺涩肠、生津止渴。二药配伍，涩肠止痢、散瘀止血之功著。

【临床应用】

（1）慢性直肠炎、结肠炎，肠黏膜呈炎性改变（如充血、水肿、糜烂、溃疡），有大便脓血、腹痛肠鸣、肛门下坠等症。

（2）休息痢，症见大便不爽、痢下脓血、肛门下坠、时发时止者。

【**现代研究**】血余炭对金黄色葡萄球菌、伤寒沙门菌、甲型副伤寒沙门菌及福氏痢疾志贺菌等均有抑制作用，可以通过缩短出血时间和收缩黏膜毛细血管等途径发挥抗凝血作用。

乌梅对蛔虫具有兴奋和刺激后退的作用。体外试验发现，乌梅对多种致病菌有抑制作用，如痢疾志贺菌、大肠埃希菌、伤寒沙门菌、副伤寒沙门菌、百日咳鲍特菌、脑膜炎球菌等；对结核分枝杆菌也有抑制性作用，可能与其所含枸橼酸和苹果酸有关。乌梅可增强机体免疫功能。乌梅具有钙离子拮抗作用，对于钾离子引起的豚鼠结肠带收缩有较强拮抗活性，其活性成分是 5- 羟甲基 -2- 糠醛。乌梅水煎剂口服有轻微收缩胆囊的作用。

【**用量用法**】血余炭 6~10g，乌梅 6~10g。水煎服。

【**使用注意**】有实邪者忌用，胃酸过多、胃弱者慎用。

【**按语**】血余炭、乌梅配伍，为祝谌予教授所创。临床用于治疗直肠炎、溃疡性结肠炎等疾病，疗效满意。亦可与木香、黄连，苍术、白术，白头翁、干姜炭合用，其效更著。

第十一章

其他药对

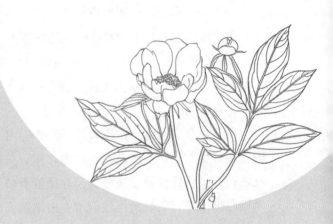

干姜　黄连

【单味功用】干姜（见附子、干姜药对）。黄连（见黄芩、黄连药对）。

【配伍机制】干姜味辛，性热，入心、肺、脾、胃、肾经，通心以助心阳，温脾以散里寒；黄连味苦，性寒，入心、肝、胆、脾、胃、大肠经，泻心中邪火，清肠中湿热。两药相伍，寒热同用，相互促进，相互制约，辛开苦降，以达除寒积、清内热、开痞结、和脾胃之效。

【临床应用】

（1）胃脘疼痛，心下逆满，嘈杂嗳气，呕吐吞酸，证属寒热错杂，阻滞中焦，升降失司者。

（2）口舌生疮，经久不愈，时发时止，证属寒热错杂者。

（3）泄泻、痢疾，证属寒热错杂者。

（4）妊娠恶阻，证属寒热错杂者。

现代临床中常用于治疗寒热互结之急慢性胃炎、胃溃疡及十二指肠溃疡等。

【现代研究】干姜有止呕、促进离体肠管收缩及杀灭幽门螺旋杆菌等作用。动物实验表明，干姜水煎液及浸膏有健胃、止呕、抗菌作用，干姜挥发油有抗炎、止痛作用。

黄连含有小檗碱（黄连素）、黄连碱、甲基黄连碱、掌叶防己碱、非洲防己碱等多种生物碱，具有良好的抗菌作用，抗菌谱广。黄连对溶血性链球菌、霍乱弧菌、炭疽杆菌及金黄色葡萄球菌皆有较强的抑制作用，对痢疾志贺菌、阿米巴原虫等亦有效。黄连还能增强白细胞及肝脏网状内皮系统的吞噬作用，能改善动物因感染而产生的代谢障碍，有利胆、抑制胃液分泌、抗溃疡、止泻、抗炎等作用。

【用量用法】干姜 1.5~10g，黄连 3~5g。水煎服。

【使用注意】阴虚烦热，血热妄行者忌用。胃虚呕恶，脾虚泄泻，五更肾泻者慎用。

【按语】干姜、黄连配伍，出自《伤寒论》半夏泻心汤，治心下痞满疼痛。干姜、黄连所用剂量的多少，应以详细辨证而定。若热多寒少，则多用黄连，少佐干姜；如热少寒多，则多用干姜，少佐黄连；寒热等同者，则黄连、干姜各半。

有研究表明，干姜能够直接抑杀幽门螺旋杆菌，故对幽门螺旋杆菌感染所致胃炎等疾病亦颇有良效。

木香 黄连

【单味功用】木香（见木香、槟榔药对）。黄连（见黄芩、黄连药对）。

【配伍机制】木香辛散苦降而温通，芳香性燥，可升可降，调中而统理三焦诸气，尤善通行肠胃气滞，为行气止痛常用药；黄连大苦大寒，具有清热燥湿之功效，尤善清中焦湿热。二药配伍，一寒一温，辛开苦降，调畅气机，即金代医家刘河间所言"调气则后重自除，行血则便脓自愈"之意。且黄连得木香行而不滞，木香得黄连温而不燥，寒热并用，相反相成，共奏清热燥湿、行气止痛之效。

【临床应用】

（1）痢疾，症见下腹疼痛、里急后重、下痢赤白者。

（2）小儿热泻。

（3）大便下血，属湿热内蕴者。

【现代研究】木香对胃肠道功能呈双向调节作用，能促进消化液分泌；能通过加快胃肠蠕动、促进胃排空，明显改善大鼠急性胃黏膜损伤，溃疡抑制率达100%；有明显的利胆作用。

【用量用法】木香 6~10g，黄连 3~10g。水煎服，木香后下。

【使用注意】胃虚呕恶、脾虚泄泻、五更泄泻者均应慎用。

【按语】木香、黄连配伍，名曰香连丸，出自《太平惠民和剂局方》，用于治疗湿热痢疾，脓血相兼，里急后重等症。

以木香、黄连参合治疗痢疾最为常用。古人以黄连厚肠止痢，实与西医学抑制痢疾志贺菌极为相似。用木香调气行滞，消除里急后重之苦，此即金代医家刘河间所言"调气则后重自除，行血则便脓自愈"之意。二药参合，相互为用，故治痢甚效。若伍以马齿苋、血余炭、益元散，其效更著。

此外，《寿世保元》取木香四两、黄连二两为丸，名曰观音救苦方，用于治疗大便下血。

白芍 防风

【单味功用】白芍（见桂枝、白芍药对）。防风（见荆芥、防风药对）。

【配伍机制】白芍养血柔肝，敛阴和营，调和肝气；防风疏风解表，胜湿止痛，鼓舞脾气，疏散肝风。二药相合，微辛微温与微苦微寒相伍，散肝与敛肝并用，疏表与和营并施，既能调内以和肝脾，又能调外以和营卫。

【临床应用】

（1）痛泻、肠鸣诸症，证属肝脾不和者。

（2）产后营血不足，肢体酸痛，证属营卫不和者。

【现代研究】白芍提取物对蛋清所致大鼠急性炎性水肿有明显抑制作用。白芍能缓解醋酸引起的小鼠扭体反应，有明显的镇痛效果。此外，白芍的主要成分芍药苷具有较好的解痉作用，对于金黄色葡萄球菌、痢疾志贺菌有较显著的抑菌作用。

防风有抗炎、镇痛作用。防风水煎剂对铜绿假单胞菌、金黄色葡萄球菌、溶血性链球菌及痢疾志贺菌有一定的抗菌作用。

【用量用法】白芍 10~15g，防风 6~10g。水煎服。

【使用注意】血虚痉急或头痛不因风邪者忌用，虚寒腹痛泄泻者慎用。白芍反藜芦，不宜与藜芦同用。

【按语】白芍、防风配伍，均取炒品入药。白芍柔肝止泻定痛，防风疏肝胜湿、止泻定痛。二药参合，散肝敛肝并用，疏表和营兼施，止泻止痛甚妙。肝气横逆太过者，重用白芍 15~30g；肝脾郁滞，风邪内盛者，可重用防风至 15~25g，用时宜审。

茯苓　茯神

【单味功用】茯苓（见白术、茯苓药对）。

茯神为多孔菌科真菌茯苓菌核中间抱有松根（即"茯神木"）的白色部分。味甘、淡，性平。归心、脾经。因本品抱木心而生，故入心者居多，功专导心经之痰湿，以开心益智、安魂养神，用于治疗心虚惊悸、失眠、健忘、惊痫、小便不利。

【配伍机制】茯苓、茯神本于一体，性味功效略同。然而茯苓入脾、肾之用多，茯神入心之用多。茯苓以通心气于肾，使湿热从小便出为主，茯神入心以养心安神为要。二药合用，相须配对，尚有引经之功，除可增强健脾益气、利水消肿之功外，还能入心经以通心气、安心神。

【临床应用】心脾两虚所致心慌、少气、夜寐不安、失眠、健忘等症。

【现代研究】茯苓有镇静作用，能影响消化系统功能、影响机体代谢。

茯神具有镇静作用，实验动物用茯神 10~20g/kg 灌胃后，进入安静欲睡状态，但无睡眠现象。对于苯甲酸钠咖啡因所致兴奋的小鼠，以茯神水煎剂 5g/kg 腹腔注射，能使其镇静，镇静率为 90%，镇静指数为 3.11；若改用 20g/kg 灌胃，则镇静率为 85.7%，镇静指数为 1.64。此外，茯神还有催眠、安神作用，能对抗咖啡因引起的兴奋状态。

【用量用法】茯苓 6~10g，茯神 6~15g。水煎服。

【使用注意】虚寒精滑或气虚下陷者忌用，肾虚小便不利或不禁者慎用。

【按语】茯神始见于《名医别录》，后世医家治心病必用之。金代医家张洁古云："风眩心虚为非茯神不能除。"《药品化义》曰："其体沉重，重可去怯，其性温补，补可去弱。戴人曰，心本热，虚则寒。如心气虚怯，神不守舍，惊悸怔忡，魂魄恍惚，劳怯健忘，俱宜温养心神，非此不能也。"《神农本草经疏》载："茯神抱木心而生，以此别于茯苓。《别录》谓茯神平，总之，其气味与性应是茯苓一体，茯苓入脾肾之用多，茯神入心之用多。"故二者相须为用，补益心脾、宁心安神之力益彰，以治神经衰弱诸症。

酸枣仁　柏子仁

【单味功用】酸枣仁为鼠李科植物酸枣的干燥成熟种子。主产于河北、陕西、辽宁、河南、山西、山东、甘肃等地。秋末冬初采收成熟果实，除去果肉及核壳，收集种子，晒干。生用或炒用，用时捣碎。味甘、酸，性平。归心、肝、胆经。本品味甘，入心、肝经，能养心阴，益肝血而有安神之效，为养心安神要药；味酸能敛而有收敛止汗之功，常用治体虚自汗、盗汗，每与五味子、山茱萸、黄芪等益气固表止汗药同用。此外，本品味酸，酸能收敛，故有敛阴生津止渴之功，还可用治津伤口渴咽干者，可与生地黄、麦冬、天花粉等养阴生津药同用。

柏子仁为柏科植物侧柏的干燥成熟种仁。味甘，性平。归心、肾、大肠经。本品辛甘平润，气香能通心脾，能养心血而宁心安神，用于治疗心血不足、心失所养而引起的心悸怔忡、虚烦失眠等症；且质体滋润，富含油脂，故可润肠通便，用于治疗阴虚、产后、老年肠燥便秘；还可用于治疗阴虚盗汗等。

【配伍机制】酸枣仁甘酸而平，补养肝血，宁心安神，益阴敛汗；柏子仁甘平入心，养血宁神，芳香和中，质地滋润，又有润肠之功。两药合用，共奏补肝养心之功。

【临床应用】

（1）血虚心失所养，心阳外越之心悸、怔忡、惊悸、失眠等症。

（2）血虚津亏肠燥之大便秘结。

（3）中风后郁郁寡欢或烦躁不安。

现代临床中各种心血管疾病，症见心悸、不眠，证属心肝血虚者，均可参考治疗。

【现代研究】酸枣仁的皂苷类成分为其主要活性成分，具有镇静安神、改善睡眠、镇痛作用。

【用量用法】酸枣仁 10~15g，柏子仁 10~12g。水煎服。

【使用注意】便溏及痰多者忌用，凡有实邪郁火及滑泄者慎用。

【按语】酸枣仁、柏子仁配伍，为有效的养心安神药对。治心悸（心动过速）者，与地锦草、仙鹤草参合，其效更著；若兼见心胸疼痛，伍以地锦草、分心木，其效更佳；治血虚肠燥之大便干者，可与火麻仁、郁李仁参合，其效益彰。

远志　石菖蒲

【单味功用】远志为远志科植物远志或卵叶远志的干燥根。本品能益肾强志，故有远志之名。味苦、辛，性温。归肺、心、肾经。既能宁心安神，治失眠、惊悸；又可豁痰开窍、化痰止咳，治痰迷神昏、咳嗽痰多等症；还能交通心肾，以苦温泄热振心阳，使心气下交于肾，以辛温化肾寒，令肾气上达于心，以致阴平阳秘、水火既济，则失眠之症可除。

石菖蒲为天南星科植物石菖蒲的干燥根茎。我国长江流域以南各省均有分布，主产于四川、浙江、江苏等地。秋、冬二季采挖，除去须根及泥沙，晒干。生用。味辛、苦，性温。归心、胃经。本品辛开苦燥温通，芳香走窜，不单有开窍醒神之功，且具化湿、豁痰、辟秽之效，故擅长治痰湿秽浊之邪蒙蔽清窍所致神志昏乱。本品辛温芳香，善化湿浊、醒脾胃、行气滞、消胀满，又入心经，能开心窍、益心智、安心神、聪耳明目。此外，还可用于治疗声音嘶哑、痈疽疮疡、风湿痹痛、跌打损伤等。

【配伍机制】石菖蒲芳香清冽，开通心窍，化湿豁痰，长于治疗痰湿秽浊蒙蔽清窍所致神志昏乱；远志能开心气、通肾气、逐痰涎，为交通心肾、安神定志、益智强识之佳品，长于治疗惊悸、健忘。两药合用，入心窍，逐痰涎而开窍。

【临床应用】

（1）痰浊之邪蒙蔽清窍所致头昏、头脑不清，心神不稳、心烦意乱，失眠健忘，甚或表情淡漠、痴呆等症。

（2）中风、中风后遗症之痰饮证，症见神志不清、舌强语涩者；

（3）痰浊之邪蒙蔽清窍所致小儿急惊风、高热抽搐等症。

（4）心痛日久，气血不畅，痰浊蒙闭心窍。

【现代研究】远志含皂苷类成分，能刺激胃黏膜，引起轻度恶心，可反射性地引起支气管分泌物增加而有祛痰作用。此外，尚有镇静与抗惊厥作用。

石菖蒲具有镇静、抗惊厥、改善记忆再现障碍、解痉等药理作用。

【用量用法】远志 6~10g，用量不宜过大，以免引起恶心呕吐；石菖蒲 3~10g。水煎服。

【使用注意】阴虚火旺、脾胃虚弱者，以及汗多、滑精者慎用。

【按语】远志、石菖蒲配伍，名曰远志汤，出自《圣济总录》，治久心痛。在《备急千金要方》中与龟板、龙骨同用，名曰孔圣枕中丹，用于治疗心血虚弱之精神恍惚、心神不安、健忘、失眠等症。在临床中，凡属神经衰弱、失眠、记忆力减退者用此药对确有实效。对于情志不遂而见表情淡漠，甚或痴呆、失眠、不安等症者，与温胆汤合用，多收良效。中风舌强不语，宜与天竺黄参合，颇有宣窍解语之功。

肉桂　黄连

【单味功用】肉桂（见大黄、肉桂药对）。黄连（见黄芩、黄连药对）。

【配伍机制】肉桂温肾阳，引火归原，使肾中之阴得以气化而上济于心；黄连泻心火，制亢阳，趋心中之阳下降至肾而不独亢。二药一寒一热，一阴一阳，辛开苦降，使肾水和心火升降协调，彼此交通。且黄连清热燥湿，为治湿热痢疾要药；肉桂振奋脾阳，通利血脉，防止苦寒伤中。二药配伍，寒温并用，相反相成，具有燥湿解毒、通阳止痢之功。

【临床应用】失眠，证属心肾不交，症见临睡前精神兴奋、心悸不安、不能入睡者。

【现代研究】肉桂所含桂皮油、桂皮醛、肉桂酸钠具有镇静、抗惊厥等作用。

【用量用法】肉桂 4.5~6g，黄连 4.5~10g。水煎服。

【使用注意】孕妇慎用；脾胃虚弱，呕吐泄泻者慎用。肉桂不宜与赤石脂同用。

【按语】黄连、肉桂配伍，名曰交泰丸，出自《韩氏医通》，但书中并无方名。治心肾不交，怔忡失眠等症。

清代陆以湉《冷庐医话》云："汪春圃《拔粹医案》，亦有以黄连、肉桂治不寐症者，丁俊文每日晡后发热微渴，心胸间怔忡如筑，至晚辄生懊恼，欲骂欲哭，昼夜不能寐，诸药不效，延至一载有余。汪诊其脉，左寸浮洪，两尺沉细，知属阴亏阳盛。仿《灵枢》秫米半夏汤，如法煎成，外用肉桂三钱，另煎待冷，黄连三钱，另煎，乘热同和入内，徐徐温服。自未至戌尽剂，是夜即得酣睡，次日巳牌方醒，随用天王补心丹，加肉桂、枸杞、鹿胶、龟胶等味制丸，调理全愈。"

黄连　阿胶

【单味功用】黄连（见黄芩、黄连药对）。

阿胶为马科动物驴的干燥皮或鲜皮经煎煮、浓缩制成的固体胶。古时以产于山东省东阿县而得名，以山东、浙江、江苏等地产量较多。以原胶块用，或将胶块打碎，用海蛤壳或蒲黄炒成阿胶珠用。味甘，性平。归肺、肝、肾经。本品为血肉有情之品，甘平质润，为补血要药，多用治血虚诸证，且其味甘质黏，亦为止血要药，故尤以治疗出血而致血虚者为佳。单用本品即效，亦常配熟地黄、当归、芍药等同用，如阿胶四物汤（《杂病源流犀烛》）；若与桂枝、甘草、人参等同用，可治气虚血少之心动悸、脉结代，如炙甘草汤（《伤寒论》）。本品滋阴润肺，常配马兜铃、牛蒡子、杏仁等同用治疗肺热阴虚之燥咳痰少、咽喉干燥、痰中带血，如补肺阿胶汤（《小儿药证直诀》）；也可与桑叶、杏仁、麦冬等同用，治疗燥邪伤肺之干咳无痰、心烦口渴、鼻燥咽干等，如清燥救肺汤（《医门法律》）。本品养阴以滋肾水，常与黄连、白芍等同用，治疗热病伤阴，肾水亏而心火亢之心烦不得眠，如黄连阿胶汤（《伤寒论》）；也可与龟甲、鸡子黄等药同用，治疗温热病后期，真阴欲竭，阴虚风动之手足瘈疭，如大定风珠、小定风珠（《温病条辨》）。

【配伍机制】黄连能降泄心火、燥湿解毒，阿胶能滋阴养血止血，一性刚以祛邪，一性柔以护阴。二药合用，刚柔相济，补泻兼施，有泻火养阴、安神止痢之效，前人称之为"泻南补北"法。

【临床应用】

（1）阴亏火旺之心烦失眠。

（2）热痢，见大便脓血等症。

【现代研究】阿胶能够提高红细胞和血红蛋白生成速度，用阿胶溶液灌胃可有效治疗犬失血性贫血。

【用量用法】黄连 4.5~6g；阿胶 6~10g，烊化冲服。

【使用注意】脾胃虚弱者慎用。

【按语】黄连、阿胶配伍，出自《伤寒论》黄连阿胶汤，治阴虚火旺之心烦、失眠，伴有舌红苔燥、脉细数。《医方集解》引王好古方，以黄连四两、阿胶珠一两、黄柏一两、栀子五钱水煎服，治伤寒热毒入胃之下痢脓血者。施老常用其治疗神经衰弱，证属阴虚火旺者，屡获良效。

龙骨　牡蛎

【单味功用】龙骨为古代哺乳动物三趾马、犀类、鹿类、牛类、象类等的骨骼化石。味甘、涩，性平。归心、肝、肾经。本品质体沉重。生品入药，功专平肝潜阳、镇静安神，用于治疗肝肾阴虚，肝阳上亢所引起的头晕、头胀、目眩、耳鸣、烦躁等症，又治神志不安、心悸、失眠，以及惊痫、癫狂等。煅后入药，功专收敛固涩，用于治疗遗精滑精、久泻脱肛、崩漏带下、自汗盗汗等症。此外，还可收湿敛疮，用于治疗湿疹痒疹及疮疡溃后久不愈合。

牡蛎为牡蛎科动物长牡蛎、大连湾牡蛎或近江牡蛎的贝壳。我国沿海一带均有分布。全年均可采收，采得后，去肉，取壳，洗净，晒干。生用或煅用，用时打碎。味咸，性微寒。归肝、胆、肾经。本品质重能镇，有安神之功，用治心神不安、惊悸怔忡、失眠多梦等症，常与龙骨相须为用，如桂枝甘草龙骨牡蛎汤（《伤寒论》），亦可配伍朱砂、琥珀、酸枣仁等安神之品。本品咸寒质重，入肝经，有平肝潜阳益阴之功，用治水不涵木，阴虚阳亢之头目眩晕、烦躁不安、耳鸣，常与龙骨、龟甲、白芍等同用，如镇肝熄风汤（《医学衷中参西录》）；亦治热病日久，灼烁真阴，虚风内动之证，常与生地黄、龟甲、鳖甲等药配伍，如大定风珠（《温病条辨》）。本品味咸，软坚散结，用治痰火郁结之痰核、瘰疬、瘿瘤等，常与浙贝母、玄参等配伍，如消瘰丸（《医学心悟》）；用治气滞血瘀之癥瘕积聚，常与鳖甲、丹参、莪术等同用。本品煅后与煅龙骨有相似的收敛固涩作用，通过配伍可治疗自汗、盗汗、遗精、滑精、尿频、遗尿、崩漏、带下等滑脱之证。此外，煅牡蛎有制酸止痛之功，可治胃痛泛酸，与海螵蛸、浙贝母共为细末，内服取效。

【配伍机制】 龙骨味甘、涩，性平，可震慑浮阳、重镇安神、固精敛汗、收敛固脱，兼可止血止痢。牡蛎味咸，性微寒，主入肝、肾二经，可敛阴潜阳、固精涩精、固涩止汗、软坚化痰，兼有收敛止带之功。故二者相配为伍，相须为用，镇潜固涩，养阴摄阳，既能增强安神固涩之功，又能增强潜阳固精之效，使阴精得敛、阳气得潜、痰火不逆、虚火不冲，从而实现阴阳调和、阴平阳秘。

【临床应用】

（1）心神不宁之健忘、惊悸等症。

（2）高血压，症见头晕、目眩、耳鸣，证属阴虚阳亢，肝阳上扰者。

（3）小便不禁、遗精滑精、崩漏带下，属肾虚不固者。

【现代研究】 龙骨有镇静催眠、抗惊厥、降低骨骼肌兴奋性的作用。

牡蛎所含钙盐能降低血管通透性，调节电解质水平，抑制神经肌肉兴奋性。该药对平肝息风、收敛固涩的功效可能与其镇静、抗惊厥等药理作用有关。

【用量用法】 龙骨 15~30g，牡蛎 15~30g。打碎先煎。收敛固涩宜煅用，但不可太过，当存其性以用。

【使用注意】 不宜多服、久服，否则易引起便秘和消化不良；体虚多寒者慎用。

【按语】 龙骨、牡蛎配伍，出自《伤寒论》桂枝甘草龙骨牡蛎汤。治火逆证下后，又加烧针，心阳内伤所致烦躁不安、心悸怔忡等症。

龙骨、牡蛎参合，确有镇静安眠之功。正如张锡纯云："人身阳之精为魂，阴之精为魄。龙骨能安魂，牡蛎能强魄。魂魄安强，精神自足，虚弱自愈也。是龙骨、牡蛎，固为补魂魄精神之妙药也。"又谓："龙骨入肝以安魂，牡蛎入肺以定魄。魂魄者心神之左辅右弼也。"

张锡纯取生龙骨一两、生牡蛎一两、山萸肉一两、三七二钱，名曰补络补管汤，治咯血吐血，久不愈者。张氏谓："龙骨、牡蛎能收敛上溢之热，使之下行，而上溢之血，亦随之下行归经。"盖气升血亦升，气降血亦降。故用重镇降逆之品，可降气止血是也。

二药伍用，何以能治胁下胀痛？张锡纯云："胁为肝之部位，胁下胀疼者，肝气之横恣也，原当用泻肝之药，又恐与大气下陷者不宜。用龙骨、牡蛎，以敛戢肝火，肝气自不至横恣，此敛之即以泻之，古人治肝之妙术也。……盖龙骨、牡蛎性虽收涩，而实有开通之力,《神农本草经》谓龙骨消癥瘕，而又有牡蛎之咸能软坚者以辅之，所以有此捷效也。"吕景山治胁下胀痛，兼见肝脾肿大者，将龙骨、牡蛎，与青橘叶、郁金、白蒺藜、合欢皮参合，疗效更捷。

朱砂　琥珀

【单味功用】朱砂，又名辰砂、丹砂，为硫化物类矿物辰砂族辰砂，以砂为红色而得名。味甘，性微寒。有毒。归心经。内服能镇心安神，以治心悸怔忡、失眠烦躁、惊痫、癫狂等症。本品外用可解毒，以治口舌生疮、咽喉肿痛、疮疡肿毒等症。

琥珀为古代松树、枫树等渗出的树脂，埋于地层下，经久而成的化石样物质。味甘，性平。归心、肝、膀胱经。本品能镇静安神，以治惊风、癫痫、惊悸、失眠等症；又能利水通淋、活血化瘀、通经散结，以治小便癃闭、血淋、月经不通、癥瘕疼痛等症。

【配伍机制】朱砂、琥珀均为镇静安神常用药，然朱砂善清心火而安神明，琥珀善镇心平肝安神兼祛瘀。二药相须配对，心肝同治，增强镇惊安神之功。

【临床应用】

（1）心神不宁，失眠多梦，寐而不实，乱梦纷纭。

（2）中老年阵发性心房颤动，症见难眠易醒、寐少梦多、恍惚不安等。

【现代研究】朱砂主要成分为硫化汞，能降低中枢神经系统兴奋性，有镇静、改善睡眠、抗惊厥、抗心律失常作用。

琥珀所含琥珀酸具有中枢抑制作用，能明显减少小鼠自主活动、延长睡眠时间，且对大鼠听源性惊厥与小鼠电休克反应有保护作用，可延缓木防己苦毒素、士的宁、氨基脲所致惊厥的出现时间。

【用量用法】朱砂、琥珀各等份，共研细末，和匀，每日睡前服 1g，白开水送下。

【使用注意】孕妇、肝肾功能不全者，以及阴虚内热、无瘀滞者忌用。朱砂有毒，不宜久服、多服。

全蝎　蜈蚣

【单味功用】全蝎为钳蝎科动物东亚钳蝎的干燥体。主产于河南、山东、湖北、安徽等地。清明至谷雨前后捕捉者，称为"春蝎"，此时未食泥土，品质较佳；夏季产量较多，称为"伏蝎"。饲养蝎一般在秋季，隔年收捕一次。野生蝎在春末至秋初捕捉，捕得后，先浸入清水中，待其吐出泥土，置沸水或沸盐水中，煮至全身僵硬，捞出，置通风处阴干。味辛，性平。有毒。归肝经。本品主入肝经，性善走窜，善平息肝风、搜风通络，有良好的息风止痉之效，为治痉挛抽搐之要药。本品味辛，有毒，故有攻毒散结之功，多作外敷用。本品善于通络止痛，对风寒湿痹久治不愈、筋脉拘挛，甚则关节变形之顽痹，作用颇佳；亦可用治偏正头痛，单味研末吞服即有效，配合天麻、蜈蚣、川芎、僵蚕等同用则疗效更佳。

蜈蚣为蜈蚣科动物少棘巨蜈蚣的干燥体。味辛，性温。有毒。归肝经。本品走窜之力最强，内至脏腑，外达经络，凡气血凝聚之处皆能开之。功擅通经络、息肝风、解痉挛、止抽搐，内治肝风内动之癫痫、眩晕、抽搐、小儿脐风、破伤风诸症，外治经络中风、口眼歪斜、手足麻木及顽固性头部抽掣疼痛；又能解毒消肿，以治疮疡肿毒、瘰疬溃烂等症。

【配伍机制】全蝎与蜈蚣，味辛能行，虫类走窜，有毒力猛，专入肝经，长于平肝息风止痉挛、通利经络止疼痛，兼以毒攻毒，辛散消肿以散结消痈。二药相须为用，互增疗效，息风解痉之力倍增。

【临床应用】

（1）中风、癫痫、破伤风、小儿惊风所致抽搐，属肝风内动者。

（2）胸痹心痛，属气血凝聚者。

（3）疮疡肿毒、瘰疬，属气血凝聚者。

（4）头痛，以抽掣疼痛为主症，属气血凝聚者。

（5）风湿痹痛久治不愈。

（6）各种癌肿引起的剧痛，属气血凝聚者。

现代临床亦可用于治疗脑卒中、顽固性冠心病心绞痛、颈部淋巴结结核、类风湿关节炎痛甚者，以及顽固性偏、正头痛等疾病。

【现代研究】东亚钳蝎毒和从粗毒中纯化得到的抗癫痫肽（anti-epilepsy peptide，AEP）有明显的抗癫痫作用。全蝎有抗士的宁、烟碱、戊四氮等所致惊厥的作用。全蝎提取液有抑制血栓形成和抗凝作用。蝎身及蝎尾制剂对动物躯体痛或内脏痛均有明显的镇痛作用，且蝎尾的镇痛作用比蝎身强约 5 倍。

蜈蚣水提取液有抗士的宁所致惊厥的作用。蜈蚣水煎剂能改善小鼠微循环、延长凝血时间、降低血液黏稠度，并有明显的镇痛、抗炎作用。

【用量用法】全蝎 3~4.5g，蜈蚣 3~5g。研末冲服，每次服 0.6~1g，每日服 2~3 次。

【使用注意】有毒，剂量不可过大。阴虚、血虚生风者慎用，孕妇忌用。

【按语】全蝎、蜈蚣配伍，名曰蜈蝎散，又叫止痉散。以蜈蚣、全蝎各等份研末吞服，可治手足抽搐、角弓反张等症；以蜈蚣、全蝎各等份研为细末，每次服 1~1.5g，每日服 2 次，可治疗惊痫；蜈蚣、全蝎、僵蚕、蕲蛇各等份，共研细末，每服 1.5~3g，每日服 2~3 次，白开水送下，可用于治疗淋巴结结核、癌肿诸症。

山东省高密县单庭兰先生以蜈蝎散治发病 5 天以后的疮疖痈肿、鼠瘘（淋巴结结核）、阴疽等。制法：取核桃 1 枚，剖为两半，去核桃仁；将蜈蚣 2 条、全蝎 1 条用手捏碎后，纳入核桃壳内，外以线缠紧，再用黄泥包裹，放文火（无火苗之火）中焙烧，直到摇摇有声为止；然后取出核桃皮与蜈蚣、全蝎于瓷器（忌用铜、铁器）中共研细末，用黄酒 200~400 毫升（白开水亦可）温开后送服。药后覆被取汗为宜（不取汗或少取汗亦可）。药后不愈，3~5 天后再服 2~3 剂（小儿可分 2 次服下）。

施今墨先生高足李介鸣先生自 1974 年调至中国医学科学院阜外医院中医科后，专门从事冠心病、高血压、心肌病、肺源性心脏病、风湿性心脏病、心力衰竭的研究，每遇久治不愈的顽固性冠心病心绞痛患者，均取蜈蚣 1 条、全蝎 3g 共研细末，冲服，常获显效。

全蝎、蜈蚣作为虫类药物，走窜力胜，擅入络脉，搜邪别络，无血者走气，有血者走血，灵动迅速，擅长搜剔络中瘀浊，使血不凝著、气可宣通，则络道畅，祛邪而不伤正也。

天麻　钩藤

【单味功用】天麻为兰科植物天麻的干燥块茎。主产于四川、云南、贵州等地。立冬后至次年清明前采挖，冬季茎枯时采挖者名"冬麻"，质量优良；春季发芽时采挖者名"春麻"，质量较差。采挖后，立即洗净，蒸透，敞开低温干燥。用时润透或蒸软，切片。味甘，性平。归肝经。本品主入肝经，功能息风止痉，且味甘质润，药性平和，故可用治各种病因之肝风内动，惊痫抽搐，不论寒热虚实皆可配伍应用。本品既息肝风，又平肝阳，为治眩晕、头痛之要药，不论虚证、实证皆可配伍应用。用治肝阳上亢之眩晕、头痛，常与钩藤、石决明、牛膝等同用，如天麻钩藤饮（《杂病证治新义》）；用治风痰上扰之眩晕、头痛、痰多、胸闷，常与半夏、陈皮、茯苓、白术等同用，如半夏白术天麻汤（《医学心悟》）；若头风攻注之偏正头痛、头晕欲倒，可配等量川芎为丸，如天麻丸（《普济方》）。本品能祛外风、通经络、止痛。用治中风之手足不遂、筋骨疼痛等，可与没药、制乌头、麝香等药配伍，如天麻丸（《圣济总录》）；用治女子风痹，手足不遂，可与牛膝、杜仲、附子浸酒服，如天麻酒（《十便良方》）；若治风湿痹痛，关节屈伸不利，多与秦艽、羌活、桑枝等祛风湿药同用，如秦艽天麻汤（《医学心悟》）。

　　钩藤为茜草科植物钩藤、大叶钩藤、毛钩藤、华钩藤或无柄果钩藤的干燥带钩茎枝。产于长江以南至福建、广东、广西等地。秋、冬二季采收带钩的嫩枝，去叶，切段，晒干。味甘，性凉。归肝、心包经。本品性凉，主入肝经，既能清肝热，又能平肝阳，故可用治肝火上攻或肝阳上亢之头胀、头痛、眩晕等症。属肝火者，常与夏枯草、龙胆草、栀子、黄芩等配伍；属肝阳者，常与天麻、石决明、怀牛膝、杜仲、茯神等同用，如天麻钩藤饮（《杂病证治新义》）。本品入肝、心包二经，有和缓的息风止痉作用，又能清泄肝热，故可用于热极生风之四肢抽搐及小儿高热惊风。与蝉蜕、薄荷同用，可治小儿惊啼、夜啼，有凉肝止惊之效。此外，本品具有轻清疏泄之性，能清热透邪，故又可用于风热外感、头痛、目赤及斑疹透发不畅之症。

　　【配伍机制】天麻甘平，入肝经，为治风之神药。钩藤味甘性凉，主入肝经，为热极生风、肝阳化风之要药，亦为平肝潜阳之要药。钩藤质轻气薄，清轻走上善于清热镇痉；天麻之质地柔润，厚重坚实，能养阴增液、平肝息风。二药配伍，相得益彰，共奏清热平肝、息风止痉之效。

　　【临床应用】

　　（1）眩晕，头痛，四肢麻木、抽搐，证属肝风内动者。

　　（2）头皮、皮肤瘙痒诸症。

　　现代临床中亦可用于治疗高血压、梅尼埃病等，证属肝阳化风者。

　　【现代研究】天麻能使小鼠自发性活动明显减少，可抑制或缩短实验性癫痫的发作时间。天麻还有降低外周血管、脑血管和冠状动脉血管阻力，以及降压、减慢心率、镇痛抗炎的作用。

　　钩藤及其所含钩藤总碱、钩藤碱具有降压作用。钩藤水煎剂对小鼠有明显的镇静作用。钩藤乙醇浸液能抑制豚鼠实验性癫痫的发作，并有一定的抗戊四氮所致惊厥的作用。

【用量用法】钩藤 10~15g，天麻 6~10g。水煎服，钩藤不宜久煎，应后下。

【使用注意】虚劳无火者慎用。

【按语】钩藤、天麻配伍，出自《杂病证治新义》天麻钩藤饮，用于治疗高血压、头痛、眩晕、失眠等症。

吕景山常与苓桂术甘汤合用治疗耳源性眩晕。王某，女，70 岁，近 3 年来不断出现眩晕、耳鸣、恶心欲呕，每次发病均服 2~4 剂告愈。耳源性眩晕又称梅尼埃病，是由不明原因引起的内耳积水所致，属中医学"眩晕"范畴。以钩藤、天麻平肝息风止晕，茯苓、白术健脾利湿，从而消除内耳积水，中西合璧，故收良效。

钩藤　牛膝

【单味功用】钩藤（见天麻、钩藤药对）。

牛膝为苋科植物牛膝的干燥根。味苦、甘、酸，性平。归肝、肾经。本品苦平降泄，性善下行。其功用：①能下行直奔下焦，以活血通经、祛瘀止痛、利尿通淋，用于治疗血滞经闭、痛经、月经不畅，产后瘀滞腹痛、胞衣不下，以及跌打损伤、淋证、尿血、尿道疼痛等症；治热淋之小便困难及尿道灼热、疼痛等症。②能使头部和上半身的血液"下行"，减轻头部充血，用于治疗高血压，证属肝阳上亢者，又治吐血、衄血，以及阴虚火旺之牙龈肿痛、口舌生疮等上部火热证。③能引诸药下行，即引导他药之药力"下行"至下半身，用于治疗下半身疾患，如各种原因（风湿、肾虚、跌打损伤等）引起的腰腿痛等。

【配伍机制】钩藤甘寒，功专息风止痉、清热平肝；牛膝苦降，性善下行，有活血化瘀、补肝肾、引血下行之功。二者合用，钩藤以清热平肝为主，牛膝以活血、引血下行为要，清上引下，肝肾同治，共奏平肝息风之功。

【临床应用】肝阳上亢之头晕目眩、头胀、头痛、半身肢体麻木、活动不利等。现代临床中脑血管痉挛、高血压等疾病亦可参考治疗。

【现代研究】牛膝有一定的镇痛作用，有扩张血管作用，但作用短暂，治疗高血压时不能作为主要降压药，需要配伍其他药物使用。

【用量用法】钩藤 10~15g，后下；牛膝 10~15g。

【使用注意】虚者忌用，孕妇慎用。

附子　白芍

【单味功用】附子（见麻黄、附子药对）。白芍（见桂枝、白芍药对）。

【配伍机制】附子辛、甘，大热，入心、肾、脾经，能温一身之阳气，散周身之寒邪。白芍苦、酸，微寒，入肝、脾血分，酸主收敛，苦寒泄热，而有养血敛阴之功。二药配伍，一热一凉，刚柔相济，既除附子燥烈劫夺营阴之弊，又增白芍通行营血、补虚之力，相辅相成，共奏温阳敛阴、养血缓急之功。

【临床应用】

（1）胸痹心痛，受凉感寒即发，证属络道瘀滞、血脉不畅者。

（2）胃脘痛、腹痛，证属虚寒者。

（3）胁痛，证属寒滞肝脉，络道瘀阻，症见胁肋疼痛、肝脾肿大者。

（4）痛经，证属寒滞胞宫，经血不畅，症见经前腹痛、经至痛减、经色紫暗、夹有血块者。

（5）痹证，证属寒湿者。

【现代研究】附子对垂体后叶素引起的大鼠急性心肌缺血和心律失常有显著的改善作用。附子水煎液能够提高大鼠的抗寒能力。附子所含中乌头碱、乌头碱及次乌头碱有镇痛作用。白芍亦有镇痛作用，能够对抗醋酸引起的扭体反应。

【用量用法】附子6~10g，白芍10~15g。水煎服，附子先煎，以口尝无麻辣感为度。

【使用注意】实热便秘者及孕妇忌用。白芍反藜芦，不宜与藜芦同用。

【按语】附子、白芍配伍，出自张仲景《伤寒论》。其中317条通脉汤加减方言"腹中痛者去葱加芍药"，此为阴盛格阳，真寒假热证中关于附子配白芍的论述；318条四逆散加减方言"腹中痛者加附子一枚"，此为热郁于内、阳气不能外达证中关于附子配白芍的记载。炮附子可治一切寒证，不论小寒、大寒、虚寒、实寒均可选用。

附子用量多寡，由症状中寒象的程度与舌色深浅而定，舌色浅者用量小，舌色深者用量大，舌色红者断不可用。一般用量为6~10g，超过15g者宜先煎1小时。

附子　黄连

【单味功用】附子（见麻黄、附子药对）。黄连（见黄芩、黄连药对）。

【配伍机制】附子辛、甘，大热，归心、脾、肾经，走而不守，能沟通三焦、温阳散寒，又善治心、脾、肾阳虚诸证。黄连味苦燥湿，性寒泻火，入心、脾、胃、肝、胆、大肠经，直折火势，善清心经实火，泻胃、肝之热。二药相伍，寒热并存，补泻互用，助阳不留邪，泻火不伤中，相互制约，相互为用。

【临床应用】

（1）冠心病、心律失常等病，症见心悸，属寒热杂错证者。

（2）咯血，呕吐，口舌生疮，心烦不寐，膝下、足趾冰冷，证属上热下寒者。

（3）慢性腹泻、慢性痢疾，证属脾肾阳虚者。

（4）慢性胃炎、消化性溃疡，证属寒热错杂者。

（5）胆道蛔虫病、肠蛔虫病，证属寒热错杂者。

【用量用法】附子 6~10g，黄连 3~10g。水煎服，附子先煎，以口尝无麻辣感为度。

【使用注意】胃寒呕吐、泄泻者及孕妇忌用。黄连大苦大寒，不宜多服、久服。

【按语】附子、黄连配伍，出自张仲景《伤寒论》乌梅丸，用于治疗虫积腹痛、吐蛔等。

二药参合，以温心阳、清心火、定心悸。诸凡寒热错杂之心律失常而感心悸者，用之最宜。张伯臾先生治疗老年冠心病，证属心阳不足者，主张用附子强心，灵活配伍后应用甚广。兼心火旺者，用附子合黄连。配伍得当，则无刚燥之弊。用热药于补血之中，阳得阴助，热得寒制，则温而不燥，刚而不烈矣。

金钱草　海金沙

【单味功用】金钱草，又名大金钱草、四川金钱草，为报春花科植物过路黄的干燥全草。味甘、咸，性微寒。归肝、胆、肾、膀胱经。本品功专清热利胆、通淋排石、利尿消肿、解热毒、退黄疸，用于治疗砂淋、石淋、尿道涩痛及湿热黄疸，临床中肾结石、膀胱结石、输尿管结石、尿路感染、胆囊炎、胆石症等疾病亦可参考治疗。此外，鲜品捣烂外用，可治疗恶疮肿毒、毒蛇咬伤等。

海金沙为海金沙科植物海金沙的干燥成熟孢子。主产于广东、浙江等地。秋季孢子未脱落时采割藤叶，晒干，搓揉或打下孢子，除去藤叶，生用。味甘、咸，性寒。归膀胱、小肠经。其性下降，善清小肠、膀胱湿热，尤善止尿道疼痛，为治诸淋涩痛之要药；又能利水消肿，治疗水肿，多与泽泻、猪苓、防己、木通等配伍，以加强利尿之功。

【配伍机制】金钱草长于通淋排石、清热利湿退黄，且能清热解毒消肿；海金沙长于利水，善清膀胱、小肠血分湿热，尤善止尿道涩痛，对热淋茎中痛尤为有效。二药性味相近，皆入膀胱经，相须为用，相辅相成，合用以增强清热利尿、通淋排石功效。

【临床应用】肾结石、输尿管结石、膀胱结石，以及胆石症等，属湿热内蕴者。

【现代研究】金钱草水煎液能明显促进胆汁分泌，使胆管中泥沙状结石易于排出，胆管阻塞和疼痛减轻，黄疸消退；有抑菌、抗炎作用。海金沙水煎剂对金黄色葡萄球菌、铜绿假单胞菌、福氏痢疾志贺菌、伤寒沙门菌等均有抑制作用。海金沙亦有利胆作用。

【用量用法】金钱草 15~30g，海金沙 10~15g。水煎服，海金沙包煎。

【使用注意】脾胃虚寒者慎用。

【按语】金钱草、海金沙配伍，善治膀胱结石、输尿管结石，若与车前草、墨旱莲参合，其功益彰；也可用于治疗肾结石，但需与鱼脑石、石韦参合才有良效；又可用于治疗胆石症，应与茵陈、柴胡、栀子伍用，其效才著。

羌活　独活

【单味功用】羌活为伞形科植物羌活或宽叶羌活的干燥根茎及根。羌活主产于四川、云南、青海、甘肃等地，宽叶羌活主产于四川、青海、陕西、河南等地。春、秋二季采挖，除去须根及泥沙，晒干，切片。生用。味辛、苦，性温。归膀胱、肾经。本品辛温发散，气味雄烈，善升散发表，有较强的解表散寒、祛风胜湿、止痛之功，常与其他祛风湿药、止痛药配伍，主治风寒湿痹之肢节疼痛。因其善入足太阳膀胱经，以除头、项、肩、背痛见长，故上半身风寒湿痹所致肩背、肢节疼痛者尤为多用，常与防风、姜黄、当归等药同用，如蠲痹汤（《是斋百一选方》）。若风寒、风湿所致头风痛，可与川芎、白芷、藁本等药配伍，如羌活芎藁汤（《审视瑶函》）。

独活为伞形科植物重齿毛当归的干燥根。因其"一茎直上，不为风摇"而得名。味辛、苦，性微温。归膀胱、肾经。本品升中有降，能祛风胜湿、宣痹止痛，用于治疗风湿痹痛、腰膝酸重、两足沉重疼痛、行动不利等症；又能发表祛风、胜湿止痛，用于治疗外感风寒夹湿所引起的发热恶寒、头身疼痛、关节酸痛等症；还能发散郁热，用于治疗风火牙痛等症。

【配伍机制】羌活辛温燥烈，气厚味薄属阳，善行气分；独活气浊属阴，敛而能舒，沉而能升，性缓而善搜，善行血分。两药相配为伍，羌活善理足太阳游风，独活善理足太阴伏风，一上一下，一表一里，参合而用，相辅相成，共奏祛风散寒、除湿通络止痛之功。

【临床应用】

（1）风痹为患，症见周身窜痛、项背挛急疼痛。

（2）外感风寒，症见发热恶寒、项背拘急疼痛、头痛、关节疼痛。

（3）历节风（风寒湿邪侵袭经络、流注关节之痹证），症见关节肿痛、游走不定、痛势剧烈、屈伸不利、昼轻夜重。若邪郁化热，则见关节红肿热痛。

【现代研究】羌活挥发油有抗炎、镇痛、解热的作用，并能够抑制小鼠迟发性变态反应。独活具有抗炎、镇痛、镇静、抑制血小板聚集的作用，其所含香柑内酯、花椒毒素等成分有抗恶性肿瘤的作用。因此，该药对祛风散寒、祛湿通络止痛的功效可能与两药具有较强的镇痛、抗炎和解热等药理作用有关。

【用量用法】羌活 3~6g，独活 6~10g。水煎服。

【使用注意】该药对辛香温燥，阴血亏虚者慎用。

【按语】羌活、独活配伍，出自《外台秘要》。唐代王焘以独活、羌活、松节各等份，用酒煮过，每日空腹饮一杯，治历节风痛。金元著名医家李东垣曰："羌独活治风寒湿痹，酸痛不仁，诸风掉眩，颈项难伸。"《本草求真》载："羌之气清，行气而发散营卫之邪。独之气浊，行血而温养营卫之气。羌有发表之功（表之表）。独有助表之力（表之里）。羌行上焦而上理（上属气，故云羌活入气），则游风头痛风湿骨节疼痛可治。独行下焦而下理（下属血，故云独活入血），则伏风头痛两足湿痹可治。"二药参合，直通督脉，可疏调太阳之经气，用于治疗各种原因引起的项背拘急、疼痛等症，均有良效。

《本草正义》云："羌活……直上顶巅，横行肢臂，以尽其收风通痹之职，而独活只能通行胸腹腰膝耳。颐之师门，恒以羌活专主上部之风寒湿邪，显与独活之专主身半以下者截然分用，其功尤捷，而外窍之一切风湿寒邪着于肌肉筋骨者亦分别身半以上，身半以下，而以羌、独各为主治。若在腰脊背脊之部，或肢节牵挛．手足上下交痛，则竟合而用之，宜通络脉，更能神用，固不仅内科着痹，应手辄效，而外之风寒湿邪，亦莫不投剂立验。"

综上所述，羌活行上，独活行下，二药相合，直通上下，横行肢臂、腰膝，宣通络脉，用治各类风寒湿痹甚妙。

苍术　黄柏

【单味功用】苍术（见苍术、白术药对）。黄柏（见知母、黄柏药对）。

【配伍机制】苍术燥湿健脾，祛风除湿，主入脾胃，既能内燥脾湿以杜生湿之源，又能外散湿邪。黄柏清热燥湿，主入下焦，尤善祛下焦肾与膀胱之湿热。二药相合，寒温互济，清燥结合，标本并治，湿热同除。

【临床应用】

（1）湿热下注之腰膝筋骨疼痛、下肢痿软。

（2）湿热为患之小便淋浊、女子带下等症。

（3）关节红肿热痛之痹证。

（4）结节性红斑，属湿热下注者。

【现代研究】苍术对多种杆菌、病毒，以及乙型溶血性链球菌、金黄色葡萄球菌、黄曲霉素等都有显著杀灭作用。

黄柏的抗菌作用似黄连而稍弱，但对真菌有较强抑制力，并能促进小鼠抗体生成。

【用量用法】苍术 6~10g，黄柏 6~10g。水煎服。

【使用注意】阴虚内热，气虚多汗，脾虚泄泻，胃弱食少者忌用。

【按语】苍术、黄柏配伍，名曰二妙散，出自《丹溪心法》。治湿热下注所致筋骨疼痛，或足膝红肿热痛，或下肢痿软无力，或湿热带下、下部湿疮等。在《世医得效方》中名曰苍术散，主治同上。治风湿性关节炎有风湿活动者及结节性红斑时，常与赤芍、当归尾、丹参、乳香、没药、鸡血藤参合。

《温热经纬》所载二妙散，组成为茅山苍术（生用）、川黄柏（炒黑）。王晋三曰："苍术生用，入阳明经，能发二阴之汗；黄柏炒黑，入太阴经，能除至阴之湿，一生一熟，相为表里，治阴分之湿热，有如鼓应桴之妙。"

升麻　柴胡

【单味功用】升麻（见葛根、升麻药对）。柴胡（见柴胡、黄芩药对）。

【配伍机制】升麻升阳明之清气，行气于右，蜜制上升；柴胡升肝胆之清阳，行气于左，醋炒使升中有收。两药合用，一左一右，升举肝、胃清阳之功著。

【临床应用】

（1）中气不足，气虚下陷之脱肛、子宫脱垂、胃下垂，以及崩中带下诸症。

（2）清阳下陷之泄泻。

【用量用法】升麻 3~6g，柴胡 6~10g。水煎服。

【使用注意】阴虚者及气机上逆者忌用。

【按语】升麻、柴胡配伍，出自《脾胃论》补中益气汤、《医学衷中参西录》升陷汤。张锡纯曰："治胸中大气下陷，气短不足以息。或努力呼吸，有似乎喘。或气息将停，危在顷刻。其兼证，或寒热往来，或咽干作渴，或满闷怔忡，或神昏健忘。种种病状，诚难悉数。其脉象沉迟微弱，关前尤甚。其剧者，或六脉不全，或参伍不调。"对于柴胡、升麻伍用之理，张锡纯认为："柴胡为少阳之药，能引大气之陷者自左上升。升麻为阳明之药，能引大气之陷者自右上升。"

祝谌予教授亦常用此药对治疗肺癌手术后或放疗、化疗之后，证属气虚下陷，全身功能衰弱者，亦有良效，但与党参、黄芪、半枝莲、藤梨根配伍使用为宜。